QUELQUES CONSIDÉRATIONS PRATIQUES

SUR LES CAS DE

RÉTRÉCISSEMENT DU BASSIN

OBSERVÉS A LA CLINIQUE D'ACCOUCHEMENT DE PARIS

en 1857, 1858, 1859.

ERRATA :

Page 44, ligne 9, *au lieu de* 6 millimètres et demi à 50 millimètres, *lisez :* 65 millimètres à 50 millimètres.

Page 47, avant-dernière ligne, *au lieu de* sans les rétrécissements externes, *lisez :* dans les rétrécissements extrêmes.

QUELQUES

CONSIDÉRATIONS PRATIQUES

SUR LES CAS DE

RÉTRÉCISSEMENT DU BASSIN

OBSERVÉS A LA CLINIQUE D'ACCOUCHEMENT DE PARIS

en 1857, 1858, 1859,

PAR

W. H. JONES

Docteur de la Faculté de Médecine de Paris,
Membre du Collége royal des chirurgiens d'Angleterre.

PARIS

ADRIEN DELAHAYE, LIBRAIRE-ÉDITEUR

PLACE DE L'ÉCOLE-DE-MÉDECINE

1864

QUELQUES CONSIDÉRATIONS PRATIQUES

SUR LES CAS

DE

RÉTRÉCISSEMENT DU BASSIN

OBSERVÉS A LA CLINIQUE D'ACCOUCHEMENTS DE PARIS

en 1857, 1858, 1859.

AVANT-PROPOS.

L'étude des vices de conformation du bassin soulève les questions les plus difficiles et les plus délicates de l'art de guérir. Elle touche en effet aux intérêts les plus sacrés de la société, car elle a pour but la conservation de deux êtres, celle de la mère et celle de l'enfant.

De plus, cette étude est très-complexe, elle tient à tout, à la philosophie, à la morale, à la religion, et elle engage la responsabilité et la conscience du médecin. Aussi ne devons-nous pas nous étonner des discussions orageuses et des opinions diamétralement opposées que ce sujet épineux et attachant a suscitées dans les académies et dans les sociétés savantes.

La responsabilité et la conscience du médecin sont toujours en jeu. Doit-il intervenir et abréger la durée de la grossesse, en un mot provoquer l'accouchement, et quelquefois même, dans des cas heureusement rares, l'avortement? En d'autres circonstances, doit-il sacrifier la mère? doit-il sacrifier l'enfant?

Responsabilité immense, et tellement grave, que lorsque le médecin est devant un cas de cette nature, il doit prendre l'avis d'un et même de plusieurs de ses confrères. C'est que ses devoirs ne sont pas nettement tracés au point de vue scientifique, alors sa conscience n'est pas entièrement à l'aise, n'est pas tranquille, bien qu'il partage le poids de cette responsabilité avec plusieurs médecins.

Les progrès de la science obstétricale, l'auscultation, les anesthésiques, le perfectionnement des instruments, les résultats qu'ont donnés l'observation clinique et la méthode expérimentale, sembleraient de prime abord avoir promis à l'homme de l'art de poser des règles sûres, immuables. Il n'en est malheureusement pas ainsi, et à chaque instant on voit se dresser devant soi cette double question si importante et si effrayante : Dois-je agir? Dois-je attendre et me confier à la nature? Mais alors le problème de la conservation de la vie de la mère et de l'enfant se présente à l'esprit inquiet du praticien. S'il prend le parti de l'action, la vie de la mère est en danger; s'il attend, la vie de l'enfant est gravement compromise, quelquefois même la mère et l'enfant succombent. Triste problème, comme on le voit, puisque tout est hypothétique et incertain.

Puis autour des opinions médicales viennent se grouper les opinions religieuses qui ont aussi leur valeur. Le *non occides* de la Bible a ses partisans, et l'on a vu des opérateurs attendre la mort spontanée du fœtus pour agir. Mais alors l'enfant est sacrifié, et si la mère ne succombe pas, elle est souvent affectée d'infirmités irrémédiables et désolantes; car la longueur du travail a causé des lésions que l'art souvent est impuissant à guérir.

Cependant c'est cette conduite qui a été conseillée et suivie par de célèbres accoucheurs, et entre autres par le Dr Collins, ancien professeur à la maternité de Dublin. On trouve dans son *Practical Treatise* (p. 359) le passage suivant :

« Je ne connais aucun cas plus propre à rendre à jamais triste la vie d'une malade, ou en même temps plus susceptible à causer au praticien des regrets durables que ces circonstances malheureuses, comme il s'en présente inévitablement quelquefois, à cause de la durée prolongée que nous sommes de temps en temps obligés d'accorder au travail en conséquence de la grande difficulté du passage de la tête, l'enfant étant vivant. Ici l'esprit du médecin ne peut quant à lui ressentir aucun trouble, puisque le seul moyen qu'il pourrait adopter pour conjurer le danger serait d'amoindrir la tête, ce qu'à mon avis, nulle considération ne saurait justifier en de telles circonstances. »

On trouve aussi dans le même auteur la phrase ci-après : « En s'y prenant adroitement (*under proper management*), la mort de l'enfant arrive dans les accouchements laborieux et difficiles, avant que les symptômes soient assez alarmants pour amener un médecin expérimenté à ouvrir le crâne de l'enfant pour le salut de la mère. »

Dans ce dernier passage, on remarquera que le praticien tranquillise sa conscience en donnant à l'enfant le temps de mourir, ou bien de le tuer par une opération.

Il est vrai que par sa manière d'agir il expose la mère, comme il l'avoue, à une vie de douleur perpétuelle.

Quant à la manière de s'y prendre adroitement pour amener la mort de l'enfant, dont parle le Dr Collins, il aurait bien dû l'indiquer et nous dire ce qu'il entend par ces mots *under proper management*.

En présence donc de cas aussi difficiles et aussi graves dans leurs résultats, la conduite de l'accoucheur est tout entière *dans l'opportunité. Ne pas se presser, savoir attendre, mais ne pas trop attendre*, telle doit être en résumé la ligne de conduite du praticien.

Il faut se garder ici, comme en toute chose, de trop systématiser. L'esprit de système est en obstétrique une chose regrettable et souvent pernicieuse. Il faut s'inspirer des indications qui se présentent et ne pas s'astreindre à un mode de traitement unique qui ne change jamais et qui soumet à sa routine étroite et absolue tous les faits qui surviennent, quelque divers et quelque dissemblables qu'ils soient.

Les réflexions qui précèdent sont le résultat de trois années d'observations faites à l'hôpital de la Clinique d'accouchements de Paris. Pendant ce laps de temps, nous avons assisté à un millier d'accouchements environ, parmi lesquels de nombreux cas de dystocie ont fixé spécialement notre attention. Ayant remarqué que la dystocie dont la cause réside dans le rétrécissement du bassin était la plus fréquente et entraînait une grande mortalité, nous avons cru devoir consacrer notre thèse inaugurale à ce sujet, dans l'espoir de démontrer que, si un système trop absolu est nuisible en obstétrique, on peut néanmoins, en étudiant les résultats des statistiques, déduire certaines conclusions qui permettent d'établir quelques règles générales.

Nous commencerons donc par donner une courte analyse des statistiques sur lesquelles nous nous appuyons. Ensuite, passant à l'étude de chaque catégorie de rétrécissement, nous nous efforcerons de tracer la ligne de conduite qui devrait être suivie dans chaque cas et d'en tirer le pronostic.

Loin d'avoir la prétention de découvrir un nouveau mode de traitement, notre unique but est de chercher, au moyen de réflexions pratiques suggérées par nos statistiques et la lecture des auteurs les plus récents en France et à l'étranger, s'il ne serait pas possible de sauver un plus grand nombre de mères dans les cas de rétrécissements légers et de diminuer la mortalité des enfants dans les rétrécissements considérables.

Conserver l'existence, ne pas porter atteinte à la santé dans la limite du possible, faire nos opérations de la manière la moins révoltante, tels sont les trois objets qu'à notre avis l'accoucheur ne doit jamais perdre de vue et qu'il doit avoir constamment présents à la pensée.

CONSIDÉRATIONS GÉNÉRALES SUR DES STATISTIQUES.

La statistique qui se trouve dans le tableau Ier est basée sur les 51 cas de rétrécissement de bassin observés par nous pendant une période de trois ans à la Clinique d'accouchements de Paris. Le siége du rétrécissement fut presque toujours au détroit supérieur exclusivement, et souvent accompagné d'une déviation latérale de la colonne vertébrale. Deux fois seulement on a reconnu que le détroit inférieur était rétréci. Dans ces cas, le rétrécissement du détroit supérieur était léger.

TABLEAU Ier.

Statistique générale d'accouchements dans 51 cas de rétrécissements du bassin.

DIAMÈTRE sacro-sous-pubien.	Nombre des accouchements.	Primipares.	PRÉSENTATION. Sommet.	PRÉSENTATION. Extrémité pelvienne.	PRÉSENTATION. Tronc.	PRÉSENTATION. Face.	MODE DE TERMINAISON. Spontanée.	MODE DE TERMINAISON. Spontanée, précéd. de douches utér.	MODE DE TERMINAISON. Forceps.	MODE DE TERMINAISON. Forceps, précédé de craniotomie.	MODE DE TERMINAISON. Vers. pel. spontanée.	MODE DE TERMINAISON. Vers. pel. opér.	MODE DE TERMINAISON. Vers. pel. opér. suivie de céphalotripsie.	MODE DE TERMINAISON. Détroncation et céphalotripsie.	MODE DE TERMINAISON. Crâniotomie et céphalotripsie.	MODE DE TERMINAISON. Opération césarienne.	Durée moyenne du travail.	Poids moyen de l'enfant.	MORTS. Enfants. Garçons.	MORTS. Enfants. Filles.	MORTS. Enfants. Total.	MORTS. Mères.
Au-dessus de $0^{m},095$..	16	8	14	2	1		6		7	1			1		2		33 h.	$3^{k},320$	6	1	7	5
De $0^{m},095$ à $0^{m},080$..	15	10	11		3	1	2	1	2		1	2			7		46 h.	2, 726	9	1	10	1
De $0^{m},080$ à $0^{m},065$..	11	7	9	1	1			2	2	1			1	1	4		53 h.	1, 746	2	7	9	1
Au-dessous de $0^{m},065$.	9	8	6	3										2	6	1	45 h.	2, 090	5	3	8	6
Total. . . .	51	33	40	6	5	1	8	3	11	2	1	2	2	3	19	1			22	12	34	13

La classification que nous avons adoptée est celle proposée par M. Paul Dubois, dans sa remarquable thèse de concours de 1834;

c'est du reste celle adoptée depuis par tous les auteurs. Cette monographie est incontestablement ce qui a paru de plus complet et de plus méthodique sur la matière, soit en France, soit à l'étranger.

Rétrécissement au-dessus de 0^m,095.

En consultant le tableau Ier nous trouvons que, sur 51 accouchements, il y en a 16 où le rétrécissement était léger, c'est-à-dire au-dessus de 9 centimètres et demi (première catégorie de M. Dubois). Laissant de côté la statistique quant au nombre relatif des primipares, des présentations, etc., et ne tenant compte que du mode de terminaison de l'accouchement et de la mortalité qui en résulte, ce qui offre bien plus d'intérêt pour notre sujet, nous trouvons que la proportion d'environ 37 pour 100 des femmes sont accouchées spontanément (6 sur 16). Toutes ont guéri : un enfant seulement est mort pendant le travail.

Le forceps fut appliqué 7 fois; 3 femmes moururent (proportion de 43 pour 100), et 2 enfants succombèrent (mortalité dans la proportion de 28 pour 100). Parmi ces cas de mort pour la mère et l'enfant se trouve un de ceux où le rétrécissement avait pour siége le détroit inférieur.

Dans un cas, l'application du forceps fut précédée de crâniotomie, et, malgré le sacrifice de l'enfant, la femme mourut.

Il y a eu une version pelvienne (l'enfant se présentant par le tronc) suivie de détroncation et de céphalotripsie; le résultat fut favorable pour la mère.

Dans les 2 cas où la crâniotomie fut suivie de céphalotripsie, une femme succomba.

Rétrécissement de 0^m,095 *à* 0^m,080.

Dans la deuxième catégorie, sur un total de 15 accouchements,

2 accouchements se firent spontanément; les deux mères et les deux enfants furent sauvés.

Dans un autre cas la terminaison de l'accouchement fut spontanée après avoir été provoquée par des douches utérines; la mère et l'enfant furent sauvés.

Dans 2 cas le forceps fut appliqué; le résultat fut favorable pour les deux mères, mais un enfant périt.

Une fois nous fûmes témoin d'une version pelvienne spontanée (à terme); elle fut favorable à la mère, mais l'enfant périt.

2 fois (l'enfant se présentant par le tronc) on pratiqua la version pelvienne; les 2 mères furent sauvées; un enfant mourut; même résultat que pour le foreps.

7 fois on eut recours au céphalotribe, une femme a succombé.

Rétrécissement de $0^{m},080$ *à* $0^{m},065$.

Dans cette troisième catégorie, renfermant 11 accouchements, on fut obligé chaque fois d'avoir recours à l'opération.

2 fois on appliqua le forceps; une femme mourut, les 2 enfants furent sauvés.

Une fois on appliqua le forceps après avoir fait la crâniotomie; la mère guérit.

Une fois on fit la version (présentation du tronc), mais l'on fut obligé de pratiquer la détroncation et d'appliquer ensuite le céphalotribe; le résultat fut favorable pour la mère.

Dans un cas où l'enfant se présentait par le siége, on fit la détroncation et on appliqua ensuite le céphalotribe; le résultat fut heureux pour la mère.

Dans 4 cas où le céphalotribe fut appliqué après la crâniotomie, les 4 femmes furent sauvées.

Dans 2 cas l'accouchement prématuré artificiel fut provoqué par des douches utérines, et la terminaison fut spontanée; les 2 femmes furent sauvées, mais les 2 enfants vinrent mort-nés.

Rétrécissements au-dessous de $0^{m},065$.

La quatrième catégorie renferme 9 accouchements. 8 fois on termina l'accouchement par la céphalotripsie. Dans plusieurs de ces cas des tentatives d'application de forceps avaient été faites.

Dans 5 cas le céphalotribe fut appliqué directement sur le sommet ; 2 femmes furent sauvées et 3 périrent (proportion de 60 pour 100) : une mourut dans les vingt-quatre heures, une autre au cinquante-deuxième jour après l'accouchement ; la troisième succomba le jour même sans être accouchée.

Dans 2 cas où l'enfant se présentait par le siége, la détroncation fut suivie de céphalotripsie ; une femme mourut.

Dans un cas on pratiqua la version pelvienne après avoir fait la céphalotripsie ; la femme mourut immédiatement, elle était moribonde au moment de l'opération.

Enfin, dans un dernier cas où l'on fit l'opération césarienne, la mère succomba deux jours après ; l'enfant a vécu.

En comparant les résultats de la première catégorie avec ceux de la deuxième, il semble que les résultats les plus heureux, d'une manière générale, sont en faveur des bassins les plus rétrécis, puisque les accouchements spontanés dans la deuxième catégorie furent tous favorables ; les applications de forceps ont été suivies d'une moins grande mortalité, surtout pour la mère ; et cependant la durée moyenne du travail fut de quarante-six heures dans la deuxième catégorie, tandis qu'elle ne fut que de trente-trois heures dans la première. Si ce résultat était basé sur un nombre plus considérable d'observations, il mériterait de fixer notre attention. Mais nous ne voyons là qu'un simple effet du hasard. Il est bon de noter que le poids moyen de l'enfant fut beaucoup plus considérable dans la première catégorie. La même remarque peut être faite pour les cas d'application de forceps dans la troisième catégorie. Pour les cas d'application de céphalotribe, la proportion pour 100 semble encore en faveur de la troisième catégorie sur la deuxième.

Enfin, dans la quatrième catégorie le résultat est des plus désastreux, puisque malgré une moyenne de travail qui ne dépasse pas quarante-cinq heures, tandis que cette moyenne est de quarante-six heures, et de cinquante-trois heures dans la deuxième et la troisième catégorie, sur 9 accouchements, 8 enfants et 6 mères succombèrent.

Il semble aussi résulter pour cette catégorie que c'est la nature de l'opération qui tue plutôt que la durée du travail. Nous voyons encore que la céphalotripsie dans des bassins très-rétrécis, tout en sacrifiant l'enfant, est aussi une opération très-meurtrière pour la mère, puisque la mortalité des femmes est dans la proportion de 66 pour 100. Mais, pour rester dans le vrai, nous ne devons jamais oublier que cette mortalité a lieu à l'hôpital, là ou toutes les influences délétères de la nosocomialité sont réunies, et il est hors de doute pour nous, qu'en ville ou à la campagne, la liste des succès serait bien plus considérable.

Le tableau statistique nous montre encore qu'à mesure que ce degré de rétrécissement devient plus considérable, le forceps, qui donnait des résultats favorables dans ces deux premières catégories, devient tout à fait impuissant dans la quatrième catégorie; son application même peut devenir nuisible en fatiguant la femme inutilement. Quand le forceps ne réussit pas, on a recours à la céphalotripsie, moyen terrible, mais avantageux pour la mère quand le rétrécissement n'est pas extrême, puisque, suivant les résultats de la troisième catégorie, elles furent toutes sauvées.

Il est vrai que dans les bassins moins rétrécis de la deuxième catégorie, cette opération a été suivie de la perte d'une femme; mais voici comment l'on peut expliquer ce fait : plus la difformité est manifeste, plutôt on agit avec décision et fermeté, et au lieu de perdre un temps précieux à des applications répétées et infructueuses de forceps, on sacrifie la vie très-compromise de l'enfant, pour assurer celle de la mère, car en voulant sauver deux existences, on pourrait bien les perdre toutes deux.

Un autre fait découle de la statistique que nous avons établie : c'est que l'emploi du forceps qui a sauvé tant d'enfants dans la première catégorie, et l'emploi du céphalotribe qui a sauvé tant de mères dans la troisième catégorie, ont eu des résultats tout opposés quand on les considère inversement dans la troisième ou dans la première catégorie.

Dans la quatrième catégorie (catégorie des rétrécissements extrêmes), nous voyons l'impuissance vraiment désespérante de la thérapeutique obstétricale, car sur 9 enfants, 1 seul fut sauvé, et encore au prix de la vie de la mère en pratiquant l'opération césarienne, opération inévitablement mortelle dans les grands centres de population, au moins depuis bien des années.

Dans les 5 présentations du tronc, pas une femme n'a perdu la vie. Dans les présentations pelviennes, il y avait une mortalité de 2 sur 6 chez les mères. Des deux femmes qui ont succombé (ayant un rétrécissement de 0,055), la première est celle qui est morte après avoir subi l'opération césarienne. Le travail avait duré quarante-huit heures, et la dilatation du col n'était pas complète. Quant à la seconde qui présentait le même degré de rétrécissement, et qui était enceinte de sept mois, elle est morte après cinq douches utéro-vaginales qu'on lui a administrées pour provoquer le travail. L'autopsie révéla une rupture de la matrice.

SECTION Ire.

Quelle est la conduite que doit suivre l'accoucheur lorsque le plus petit diamètre du bassin est supérieur à $0^{m},095$?

La conduite de l'accoucheur ne sera évidemment la même pour toutes les présentations.

A. *Présentation du sommet.* — Le nombre des accouchements

spontanés, 6 sur 16 (tableau 1) nous indique que souvent l'intervention de l'art n'est pas nécessaire. La première période du travail est longue à cause de l'élévation de la tête. Mais, si les membranes restent intactes, et si les douleurs sont fortes et régulières, le pronostic n'est pas défavorable. On doit exercer une surveillance rigoureuse sur l'état de l'enfant après la rupture des membranes, et si l'auscultation ou un écoulement de méconium nous avertit que l'enfant souffre, l'intervention de l'accoucheur devient indispensable. Dans ce cas, nous croyons que l'application du forceps est le meilleur traitement. Nous avons été trop souvent témoin, à la Clinique, de son emploi en pareil cas, pour n'être pas convaincu de son efficacité, et les résultats du tableau I confirment notre assertion. L'emploi de cet instrument est encore plus utile dans les cas, assez rares du reste, où le siége du rétrécissement est au détroit inférieur, pour des raisons faciles à démontrer.

En effet, en pareil cas, surtout chez les primipares, d'autres causes viennent s'ajouter à l'obstacle produit par le rétrécissement, ce sont : la rigidité des parties molles, la position défavorable de la tête, l'épuisement par un long travail, etc. Dans les rétrécissements du détroit supérieur, il faut que l'instrument soit entre des mains habiles, et que l'on s'en serve à une époque convenable. Les accoucheurs expérimentés rencontrent rarement de la difficulté à introduire les branches dans un bassin légèrement rétréci.

En consultant nos notes recueillies sur les trois femmes de la première catégorie qui ont succombé après l'emploi du forceps, nous trouvons que le travail fut long et pénible. Pour la première femme, sa durée fut de soixante-cinq heures; pour la deuxième, de cinquante heures (morte de péritonite pendant une épidémie) ; quant à la troisième, elle a dû subir des incisions sur le bord de l'orifice utérin pour aider la dilatation. Les autres femmes qui ont survécu furent beaucoup moins longtemps en travail.

B. *Présentation de l'extrémité pelvienne.* — Dans ce cas le pronostic est-il moins favorable pour l'enfant? C'est une question que nous essayerons de résoudre plus loin. Quant au traitement, il est le même que dans les cas où le bassin est normal. L'emploi des tractions modérées sur le tronc et l'introduction du doigt ou du crochet dans la bouche de l'enfant sont souvent des manœuvres utiles. Quelquefois l'application du forceps peut devenir nécessaire.

C. *Présentation du tronc.* — L'indication est évidente. La version pelvienne doit être employée. La version céphalique a été préconisée dans ces derniers temps pour les rétrécissements de cette catégorie. Mais l'emploi de cette manœuvre ne peut avoir lieu que dans des circonstances exceptionnellement favorables. La difficulté de cette opération, dans les bassins rétrécis, rendrait le pronostic moins favorable pour l'enfant et l'accouchement plus pénible pour la mère.

D. *Présentation de la face.* — M. P. Dubois et quelques accoucheurs recommandent de convertir cette présentation en présentation du sommet, en fléchissant la tête. Si les circonstances sont telles que l'on puisse opérer cette manœuvre sans trop de difficulté, on doit suivre cette indication; mais, pour peu que son exécution rencontre des obstacles, il est préférable de recourir au forceps ou à la version pelvienne. Si la position était mento-antérieure, une simple application de forceps suffirait souvent. Combien de temps faut-il attendre avant d'intervenir? Nous croyons qu'il est plus sage, vue la difficulté de l'accouchement par la face, même lorsqu'il s'agit de bassins normaux, de ne pas attendre longtemps après la complète dilatation du col, afin de ne pas avoir un pronostic trop défavorable.

SECTION II.

Quelle est la conduite que doit suivre l'accoucheur lorsque le bassin offre un rétrécissement de $0^m,095$ à $0^m,080$?

Nous abordons maintenant la partie importante de notre sujet. Ici la nature ne suffit pas par elle-même pour faire accoucher la femme, et le plus souvent c'est à l'intervention de l'art qu'il faut avoir recours. Nous ne voulons pas cependant prétendre que l'accouchement naturel est très-rare, dans les cas de rétrécissement au-dessous de 0,095, même chez la femme à terme. Le tableau I donne la proportion de 13 pour 100. En effet, si l'enfant est petit et si le rétrécissement n'est pas au-dessous de 0,080, l'accouchement spontané peut se faire surtout en cas de mort de fœtus, mais il ne faut pas trop y compter. Et nous pensons qu'il est plus prudent, vu les effets funestes produits par l'expectation, dans les cas de dystocie de ce genre, de ne jamais attendre une terminaison spontanée de l'accouchement, sauf peut-être le cas où l'on a la certitude que l'enfant a cessé de vivre depuis plusieurs jours.

Que convient-il de faire? Avant de pouvoir répondre à cette question, il importe de bien préciser toutes les conditions dans lesquelles se trouve la femme, soit sous le rapport de la primiparité, de l'époque du travail, de la nature des contractions, etc.

A. *L'enfant se présente par le sommet.* — L'auscultation nous affirme qu'il est vivant; l'état général de la femme est satisfaisant. La dilatation de l'orifice est complète, et les membranes sont intactes ou viennent de se rompre.

Après avoir attendu un temps convenable, c'est-à-dire deux à trois heures après la dilatation complète du col, le devoir de l'accoucheur est d'appliquer le forceps (specialement dans les cas où il en a été fait usage à un accouchement précédent) et de faire des tractions modérées. Si elles sont insuffisantes, l'accoucheur retirera l'instrument. Alors, d'après les classiques, et d'après les plus éminents accoucheurs modernes, MM. P. Dubois, Depaul, Pajot, Blot, etc., il laissera les contractions s'exercer pendant une heure ou deux. S'il n'obtient pas de résultat, il introduira de nouveau l'instrument et, si cette deuxième ou même troisième application est infructueuse, il aura recours à la crâniotomie. Mais nous hésitons à adopter ce mode de traitement. En effet, quel est le pronostic pour la mère et pour l'enfant, dans les conditions favorables que nous avons supposées? Pour la première il est assez satisfaisant, pour le second il est moins rassurant. Tout ce que nous devons désirer c'est de ne pas le rendre moins bon pour l'une, ni plus mauvais pour l'autre. Or il est de toute évidence, ainsi que le démontre le tableau II, que plus le travail se prolonge, plus le pronostic devient moins favorable pour la mère et en même temps plus désavantageux pour l'enfant.

TABLEAU II.

Durée du travail dans 51 cas de rétrécissement du bassin.

	NOMBRE des accouchements.	MORTS.	
		Enfants.	Mères.
Au-dessous de 24 heures.	20	10	3
De 24 heures à 48 heures.	12	8	4
Au-dessus de 48 heures.	19	16	6
	51	34	13

En effet, il résulte du tableau et de nos observations personnelles, et c'est là un point capital, que la mortalité des enfants est des deux tiers.

Existe-t-il une autre opération, en dehors de l'application répétée du forceps, susceptible de terminer plus rapidement l'accouchement en remplissant les deux conditions de pronostic que nous avons posées? C'est là un problème que nous allons chercher à résoudre. Voyons si l'emploi de la version pelvienne pratiquée par les anciens accoucheurs, préconisée par Mme Lachapelle, et mise en vogue en Angleterre par le professeur Simpson, d'Édimbourg, ne nous en fournit la solution. Cette méthode a été adoptée par la plupart des accoucheurs anglais; toutefois elle n'est pas admise par les accoucheurs français, à l'exception de Cazeaux qui en parle favorablement dans la dernière édition de son *Traité d'accouchements* après l'avoir blâmée dans les éditions précédentes.

Les partisans de cette méthode affirment qu'elle offre beaucoup d'avantages pour l'enfant, dont elle permet de sauver l'existence, dans plusieurs cas où il aurait été sacrifié, soit en le laissant mourir par suite de la longueur du travail, soit en le mutilant par les instruments.

L'importance de cette question nous engage à en parler avec quelque détail; car nous croyons que ce mode de traitement a été repoussé en France sans avoir été assez expérimenté. Si la version donne de bons résultats dans un pays, ne doit-elle pas en donner dans un autre? Ici, le mode d'action, étant purement mécanique, ne doit pas être comparé à certains médicaments dont le mode d'action est varié par le climat.

Toutefois nous devons faire remarquer que le Dr Simpson et la plupart des accoucheurs anglais qui ont préconisé cette méthode s'appuient sur des observations qui manquent de précision. Il est à regretter qu'ils ne soient pas entrés dans des détails plus circonstanciés, à propos des observations qu'ils citent d'accouchements dans des bassins rétrécis, terminés favorablement pour l'enfant au moyen de la version pelvienne.

Le célèbre professeur d'Édimbourg expose longuement les raisonnements sur lesquels il fonde sa théorie. Il considère la tête de l'enfant dans son ensemble comme un cône tronqué ayant pour base supérieure le diamètre bipariétal (9 centimètres à 9 centimètres et demi), et pour base inférieure le diamètre bimastoïdien (7 centimètres à 7 centimètres et demi). Ce dernier, qui représente le plan de la base du crâne, est une masse osseuse solide et par conséquent irréductible, tandis que le premier est élastique et parfaitement réductible de 1 centimètre à 1 centimètre et demi, grâce à la présence des sutures et des fontanelles.

Si le sommet de la tête tend à passer par une ouverture plus étroite qu'elle, comme cela a lieu dans un bassin rétréci, il s'aplatira, et cela d'autant plus que les forces exercées sur lui seront plus grandes ; et alors, par contre, le diamètre bipariétal, base supérieure du tronc de cône, augmentera. Au contraire, quand c'est la base inférieure du tronc de cône, représentée par la base du crâne (diamètre bimastoïdien), qui se présente, les tractions faites sur le tronc de l'enfant ne font que comprimer les deux bosses pariétales entre des points résistants, et cette compression rapproche les deux bosses pariétales l'une de l'autre.

M. Simpson se sert de la lettre A pour faire comprendre cette théorie : le sommet de cette lettre représentant les pieds de l'enfant, la barre la partie solide et incompressible de la tête, la base le diamètre bipariétal, et les deux pieds divergeants de ladite lettre figurant la voûte du crâne élastique et compressible.

Mais nous croyons la comparaison suivante plus apte à faire comprendre ce dont il s'agit :

Si on applique ses deux mains l'une contre l'autre en mettant en contact leurs éminences thénar et hypothénar respectives, les doigts de la première étant fléchis et légèrement serrés en forme de poing, et leurs surfaces dorsales recouvertes par les faces palmaires des doigts recourbés de la seconde, on figurera à peu près une espèce de tronc de cône propre à représenter la tête de l'enfant d'une façon imparfaite mais suffisante pour qu'on puisse comparer les deux régions carpiennes solides et irréductibles aux apophyses mastoïdiennes, et le relief des articulations métacarpo-phalangiennes aux bosses pariétales. Si alors les deux mains, étant tenues inertes dans cette position, on essaye de les *pousser* à travers un orifice rigide moins large que le diamètre *bi-métacarpo-phalangien*, et plus large que celui du *bi-radio-carpien*, la résistance que rencontreront les phalanges recourbées, dont la saillie représente le vertex, tendra à augmenter la longueur du premier de ces diamètres, simulant ainsi l'allongement que subit le diamètre bipariétal quand la voûte du crâne est aplatie par la pression.

Mais, si, au contraire, les deux mains étant tenues dans cette même position on essaye de les *tirer* à travers le même orifice, il y aura une diminution dans la longueur du diamètre bi-métacarpo-phalangien semblable à celle qu'éprouverait le diamètre bipariétal dans la version pelvienne.

Donc, si la compression exercée sur les pariétaux est capable de produire un chevauchement qui réduira le diamètre à 8 centimètres, par la version, on pourrait terminer heureusement les accouchements dans les bassins dont le diamètre antéro-postérieur est au moins 8 centimètres. Avec cette opération, on aurait en outre l'avantage de pouvoir déployer, tout en la réglant, la force nécessaire à l'extraction.

M. Simpson prétend que la version pelvienne peut encore offrir, dans ces circonstances, un autre avantage : celui de pouvoir mettre en rapport avec le diamètre antéro-postérieur rétréci, non le plus grand diamètre de la tête (bipariétal), ce qui aurait lieu dans la présentation du sommet; mais le plus petit diamètre (bitemporal), car alors, par la version, les bosses pariétales correspondent à l'espace latéral plus grand qui est en avant de la symphyse sacro-iliaque. Si M. Simpson peut prouver que les choses se passent toujours de cette manière, il détruit la plus grave objection qui ait été faite contre cette méthode; mais ceci est encore à démontrer pour certains accoucheurs. L'objection est celle-ci : dans les bassins rétrécis par la version pelvienne, on s'expose à avoir la tête défléchie, et par conséquent à ce que le menton se trouve accroché sur les bords du détroit supérieur.

Si la tête est bien placée dans la position que nous avons indiquée, et si, comme il arrive le plus fréquemment, le rétrécissement antéro-postérieur est accompagné d'une augmentation du diamètre transverse du détroit supérieur aussi bien que de l'excavation et des diamètres du détroit inférieur, on peut voir que cette déflexion est loin d'être une circonstance fâcheuse. Bien plus, l'allongement des diamètres du détroit inférieur et l'élargissement de l'excavation pelvienne rendent l'introduction des doigts ou du crochet plus facile pour accrocher le menton. Nous avons plusieurs observations qui constatent que les choses se sont passées ainsi.

Si donc nous admettons la théorie que nous venons d'exposer en faveur de la version pelvienne, et si nous pouvons la mettre en pratique, voyons quel sera le pronostic (pronostic qui dépend du traitement) pour la mère et pour l'enfant; voyons s'il y aura avantage par l'emploi de ce mode de traitement comparativement aux autres, c'est-à-dire à l'emploi du forceps et de l'embryotomie.

Rappelons d'abord ce que nous avons posé dans notre avant-propos, c'est que l'accoucheur a trois choses à se rappeler : 1° conserver l'existence; 2° ne pas nuire à la santé ultérieure de la mère; 3° faire l'opération de la manière la moins révoltante possible. Ceci posé, occupons-nous de ce qui est relatif à l'enfant.

Il est incontestable, car l'expérience l'a malheureusement trop démontré, que la vie de l'enfant est très-menacée par la dystocie de cette catégorie (proportion du tableau I, 66 p. 100). L'enfant meurt parce que, dans le traitement ordinaire, non-seulement on n'essaye pas de sauver son existence, mais souvent parce qu'on attend sa mort avant d'intervenir; quand on se décide à recourir au forceps, c'est presque toujours à une époque avancée du travail, et même quand on l'emploie plus tôt, c'est-à-dire avant que l'enfant donne des signes de souffrance, le résultat est souvent défavorable. L'élévation de la tête, au dire des partisans de la version, offre des difficultés pour l'application des branches; et quand, après avoir bien fatigué la mère, on parvient à les appliquer, elles exercent une compression sur la tête dans le sens antéro-postérieur, circonstance défavorable pour des raisons physiologiques et qui tend à augmenter le diamètre bipariétal, celui-là même que l'on voudrait être diminué.

Peut-on par l'emploi de la version obtenir des résultats plus favorables ? Pour bien répondre à cette question il faut corroborer la théorie par les faits; car quelque bonne que soit une théorie, elle n'a de valeur en médecine que si elle s'appuie sur des faits. Nous regrettons de ne pouvoir présenter que peu d'observations recueillies à Paris, par la raison que cette méthode n'a été que rarement pratiquée par les accoucheurs français. Aussi croyons-nous bien faire en relatant ici les résultats les plus récents obtenus par les accoucheurs anglais.

Dans le quatrième volume de *Transactions of the obstetrical Society of London*, qui vient d'être publié, on trouve un mémoire clinique sur la version pelvienne dans les cas de disproportion entre le bassin de la mère et l'enfant, présenté à la société par le Dr Alfred M'Clintock, ancien médecin en chef de la Maternité de Dublin. La lecture de ce mémoire fut suivie d'une discussion à laquelle prirent part les principaux accoucheurs présents, qui se déclarèrent en faveur de la version.

Comme cette monographie est la dernière qui ait paru sur ce sujet, nous en profitons pour la faire connaître.

Malheureusement l'auteur ne donne pas des chiffres qui puissent indiquer le degré de rétrécissement dans les différents cas; nous sommes donc obligé de le citer un peu longuement afin de faire mieux apprécier la valeur de ses observations.

Voici un extrait *passim* :

« La question qui nous occupe, comme toutes celles qui ont un but pratique, ne peut, dit le D[r] M'Clintock, être résolue que par l'observation clinique. Aussi le principal objet de cette communication est-il d'exposer à la société le résultat de mon expérience personnelle à cet égard. Quant à la théorie de cette opération et des principes sur lesquels elle repose, le Dr Simpson les a si bien exposés qu'il ne reste rien à dire. En même temps, je dois observer que sir Fielding Ould, un des premiers auteurs qui ait conseillé cette pratique et dont le traité fut publié il y a cent-vingt ans, avait une très-bonne opinion des avantages de cette opération, puisqu'il fait la remarque suivante : On peut objecter que la même étroitesse du canal pelvien, qui s'opposait à l'expulsion dans la présentation de la tête, peut empêcher l'extraction quand on a substitué la présentation des pieds ; cette proposition peut être soutenue. Cependant, si l'on examine à fond le sujet, on verra qu'en tirant sur l'extrémité la moins large, c'est-à-dire sur les pieds afin de dégager la plus large, ce qui permet de prendre les jambes d'une main et de tenir les doigts de l'autre sur la bouche de l'enfant, il est bien plus probable que le dégagement ne s'effectuera que lorsque la large extrémité vient la première, et cela sans qu'il y ait probablement lieu de venir en aide aux efforts de la mère par la destruction de l'enfant.

« Quelques auteurs se sont attachés à déterminer les limites exactes de la capacité pelvienne pour laquelle on doit réserver cette opération. J'avoue que je n'y vois pas grande utilité, par la raison que les dimensions de l'enfant sont susceptibles de variation considérable, même lorsqu'il vient à terme, et en outre parce que la capacité du bassin ne peut être déterminée avec précision pendant la vie. »

Les résultats sur lesquels s'appuie le D[r] M'Clintock sont résumés dans le tableau joint à son mémoire et que nous reproduisons (voy. tableau III).

TABLEAU III.

Statistique, d'après le Dr M'Clintock, des cas où la version pelvienne fut opérée pour cause de disproportion.

NUMÉROS.	AGE.	Durée du travail.	ENFANT vivant.	ENFANT mort.	Naissances précédentes vivant.	Naissances précédentes mort.	MÈRE.	OBSERVATIONS.
		heur.						
1	25	15		F.		1 G., 2 F.	Guérie.	Même malade. Le cœur de l'enf. battait à la naissance.
2	27	12	G.			1 G., 3 F.	Morte.	De fièvre puerpérale.
3	42	22	F.		4 F.	4 G.	Guérie.	
4	32	36		G.	1 F.	2 G., 2 F.	—	Même malade. Procidence du cordon; crâniotomie.
5	34	6	G.		1 F.	3 G., 2 F.	—	
6	35	12	F.		1 G., 1 F.	3 G., 2 F.	—	Enfoncement du pariétal.
7	30	26		G.		2 F.	—	Le cœur de l'enfant battait à la naissance.
8	34	11		G.	1 F.	3 G.	—	Le cœur de l'enfant battait à la naissance.
9	30	16		F.	4 F.	1 G.	—	Le cœur de l'enfant battait à la naissance. Tous les accouchements difficiles.
10	23	23	F.			2 G.	—	
11	35	14		G.	3 F.	G., 4 F.	—	Le cœur de l'enfant battait à la naissance. Fracture du pariétal.
12	28	38		F.		1 F.	—	Le cœur de l'enfant battait à la naissance.
13	32	18		G.			—	Même malade. Crâniotomie nécessaire pour compléter la version.
14	33	33	F.			1 G.	—	
15	36	16	G.		1 F.	1 G.	—	
16	27	17	F.		1 G.	2 F.	—	Dans un accouchement précédent, l'enfant, qui se présentait par le siége, fut sauvé par la traction de la jambe, après 55 heures de travail.
17	30	18	G.		1 G., 3 F.	2 G.	—	Tous les accouchements précédents furent difficiles; deux furent terminés par les instruments.

« Des 17 enfants, 9 ont survécu à leur naissance. Le cœur fœtal continua à donner des pulsations pendant une période de quinze à vingt minutes après la naissance chez 5 des enfants portés comme mort-nés dans le tableau.

« Des 9 enfants nés vivants, 4 étaient des garçons et 5 des filles; tandis que pour les mort-nés les nombres sont renversés, 5 garçons et 3 filles. L'influence du sexe sur le résultat du travail, en ce qui concerne le fœtus, est ainsi parfaitement démontrée. Mais une preuve bien plus frappante se trouve dans le résultat général de toutes les naissances provenant des 12 femmes. Le nombre total des enfants nés à terme est 64, soit 27 garçons et 37 filles. Des garçons, 21 étaient mort-nés, ce qui donne une proportion de 78 p. 100 sur la totalité des naissances des mâles, tandis que sur les filles il n'y avait que 17 des mort-nées, proportion 43 p. 100 sur la totalité des naissances féminines.

«Toutes les fois que la version a été faite avant d'entreprendre l'opération, on s'est assuré par l'auscultation que l'enfant était vivant.

«Maintenant, me demandera-t-on quelle est la valeur pratique de ce procédé, et quelles sont les limites dans lesquelles on doit l'employer utilement? Ce sont là d'importantes questions.

«Pour aucune des malades le rétrécissement du bassin n'a été considérable. Le fait chez presque toutes tend à prouver que le rétrécissement doit avoir été comparativement léger et restreint au détroit supérieur, puisque la plupart de ces femmes ont donné naissance, par des efforts naturels, à des enfants à terme. Cependant dans chaque cas, après avoir retourné l'enfant, il a fallu employer la force et quelquefois produire un effort considérable afin d'amener la tête dans l'excavation pelvienne; et même, dans un cas, il a fallu employer le perforateur et le crochet avant de pouvoir obtenir ce résultat.

«Pour les enfants, comme nous avons déjà vu, la perte a été à peine de 1 sur 2. Sur le relevé total des cas de version en général, la mortalité des enfants est, d'après les documents statistiques du Dr Churchill, une fraction plus grande que 1 sur 3. Ici se trouve une différence d'environ 17 p. 100 en faveur de la dernière série de cas sur la première.

«Si l'on considère les intérêts de l'enfant, je pense que la valeur de ce procédé a été exagérée par ses partisans, et que c'est seulement lorsque le degré du rétrécissement pelvien, ou mieux, de la disproportion du bassin, est très-léger, que nous pouvons y avoir recours avec quelque certitude de sauver l'enfant. Pour cette raison, je ne voudrais pas engager la malade qui a un rétrécissement prononcé du bassin à attendre que l'accouchement spontané se déclarât pour avoir recours à la version. J'aimerais mieux provoquer le travail artificiel. Je suis loin de contester la valeur de la version comme moyen de sauver la vie de l'enfant dans le genre de cas qui nous occupe. Qu'elle donne une chance plus favorable de sécurité pour l'enfant, c'est une proposition qui peut être admise comme preuve par le tableau que j'ai donné.

« Ces 11 femmes (car celle qui est primipare ne doit pas être comprise) ont été accouchées de 47 enfants par d'autres moyens que la version, les unes par le travail naturel, d'autres par le forceps, quelques-unes par la crâniotomie; de ces 47 enfants 18 ont vécu, ce qui donne 38 p. 100, tandis que, des enfants des mêmes femmes (y compris la primipare) accouchées par la version, la proportion de ceux nés vivants est presque 53 p. 100.

« Si maintenant nous considérons notre statistique relativement au sexe des enfants, nous trouvons que la proportion des garçons qui ont vécu après l'opération de la version est des quatre neuvièmes, ou 44 p. 100; tandis que, pour ceux mis au monde par d'autres moyens et qui ont survécu, on n'obtient que 2 sur 18, ou 11 p. 100. En ce qui concerne le sexe féminin, la différence n'est pas si grande : cinq huitièmes, ou 62 p. 100 des filles sont venues au monde vivantes par la version.

« Si je mets de côté toutes les considérations théoriques et si je ne m'occupe que des résultats pratiques, je ne puis m'empêcher de croire que les conditions dans lesquelles la version pelvienne est applicable sont si restreintes qu'elle ne peut à peine, si toutefois elle le peut, remplacer l'emploi de l'accouchement artificiel, spécialement depuis les améliorations que le Dr Barnes nous a fait connaître, pour faciliter et rendre plus rapide cette dernière opération. Sur un certain nombre de cas sur lesquels s'appuie ce mémoire, la difformité dans la capacité pelvienne n'a pas été constatée par la mensuration, mais a été soupçonnée. En effet, les différents modes de terminaison des accouchements précédents de la femme nous ont amené à induire qu'il y avait probablement diminution dans les diamètres du bassin; mais ce n'est que dans trois ou quatre exemples que ce fait a été évident par l'examen direct. Et cependant, quelle force n'a-t-il pas fallu déployer pour ramener la tête à travers le détroit? Une force bien moins grande, employée pendant un temps plus long, pourrait suffire sans doute. Mais la nature de ce mode d'extraction exclut toute lenteur; il faut terminer en quelques minutes, si l'on veut sauver l'enfant.

« Ici il peut être convenable d'établir, dans ces cas de léger rétrécissement pelvien, une comparaison entre l'avantage de la version pelvienne et l'emploi du long forceps (*the high operation with the long forceps*). C'est un point controversé que je ne m'arrêterai pas à discuter aujourd'hui, parce que mon expérience quant à l'emploi du long forceps, quand la tête est auprès ou au-dessus du détroit supérieur, n'est peut-être pas assez grande. Mais j'avoue que, dans les cas de disproportion du bassin, je serais d'avis de limiter l'emploi du long forceps aux cas où la version est impraticable ou très-dangereuse.

« Si les résultats des accouchements précédents ou la mensuration exacte du bassin indiquent que l'on ne doit pas s'attendre à amener un enfant vivant par la présentation de la tête, dans de telles circonstances je conseillerais d'avoir recours à la version aussitôt que l'état de l'orifice utérin le permettrait. »

Nous voudrions pouvoir comparer exactement les résultats de la statistique de nos tableaux avec le résultat de la statistique du Dr M'Clintock, mais cette comparaison ne peut être faite qu'approximativement, le praticien anglais ayant négligé le plus souvent de déterminer par des chiffres le degré du rétrécissement; il a négligé la mensuration probablement parce que la marche et le mode de terminaison des accouchements précédents lui avaient permis d'indiquer approximativement le siége et le degré du rétrécissement.

Si nous mettons en regard la moyenne de mortalité de nos deux premières catégories (ne tenant pas compte des cas terminés par la version) et la moyenne de mortalité pour les 17 cas du Dr M'Clintock, nous avons une mortalité de 52 pour 100, tandis que le chirurgien de Dublin n'a qu'une mortalité de 47 pour 100; le résultat serait donc en faveur de la version. Mais, si nous supposons, ce qui est plus probable, que le degré moyen de rétrécissement dans les 17 cas du Dr M'Clintock ne corresponde qu'au degré moyen de rétrécissement de notre première catégorie, le résultat est opposé, puisque la mortalité dans cette catégorie n'est plus que de 40 pour 100.

Malgré la théorie, nous ne sommes donc pas en droit de conclure avec M. Simpson et la plupart des accoucheurs anglais en faveur de la version quant à la vie de l'enfant dans les rétrécissements entre 9 centimètres et demi et 8 centimètres. Les cas favorables qu'ils citent perdent leur valeur, parce qu'ils ne donnent pas de mensuration. Pour nous, la version pelvienne doit remplacer les applications *répétées* de forceps; elle devra être employée après une ou deux tentatives infructueuses d'application de forceps. Les observations de Mme Lachapelle confirment notre conclusion, car si, sur 5 cas de rétrécissement peu considérable, elle a eu 5 cas de succès pour l'enfant, par contre, sur les 14 cas de rétrécissements audessous de 9 centimètres et demi, elle n'a eu que 2 succès.

Le 15 juillet 1862, M. Blot a lu à l'Académie de médecine un mémoire contenant une très-bonne description de la version pelvienne, pratiquée avec succès dans un bassin rétréci de 8 centimètres (*Archives générales de médecine*, numéro de juillet 1863. Brochure, chez P. Asselin). Cette observation est d'autant plus intéressante pour nous, qu'il s'agit d'une femme à l'accouchement de laquelle nous avions assisté à la Clinique en 1857, et qui n'avait pu être terminée que par la céphalotripsie, après deux applications infructueuses de forceps par M. Dubois. Chez la même femme, par la version pelvienne, M. Blot a pu mettre au monde un enfant à terme, vivant et en bonnes conditions, tandis que l'accouchement précédent n'avait pu être terminé que par la destruction de l'enfant.

Ce cas semblerait propre à décider entre la valeur des deux modes opératoires, car dans les deux cas, le poids de l'enfant était à peu près le même et au-dessus de la moyenne (3,300 grammes). Mais en consultant nos notes, nous trouvons que dans le premier accouchement l'enfant se présentait par la face. Or pour établir la supériorité de la version comme moyen général de thérapeutique dans ces circonstances, il faut montrer des faits où elle a réussi après que le forceps a fait défaut dans les cas de présentation ordinaire, c'est-à-dire par le sommet.

Pour ce motif, le cas rapporté par M. Blot aurait eu beaucoup plus de valeur, si dans l'accouchement précédent l'enfant s'était présenté par le sommet.

Si les accoucheurs anglais qui pratiquent souvent cette opération avaient pris soin de publier leurs mémoires avec la clarté que caractérise celui de M. Blot, nous aurions peut-être assez d'éléments pour pouvoir résoudre la question quant à la valeur de la version dans ces circonstances.

Une objection que l'on peut adresser à la méthode de la version dans les bassins rétrécis relativement à la vie de l'enfant, c'est que l'on s'expose à la compression du cordon comme dans les présentations du siége. *A priori*, il semblerait que cette complication ne peut manquer d'arriver ; bien au contraire, d'après M. Simpson, le rétrécissement, s'il est antéro-postérieur, ce qui arrive presque toujours, est favorable à la non-compression du cordon, car la projection exagérée de l'angle sacro-vertébral forme de chaque côté deux dépressions, dans l'une desquelles pourra se loger le cordon. L'accident serait plus à craindre dans un cas de version pratiquée sur un bassin normal. Cette opinion est aussi celle du Dr Barnes ; il dit textuellement : « J'ai raison de croire, ce qui peut paraître étrange, que dans ces rétrécissements, l'enfant a plus de chance de naître vivant, que par la version dans les cas ordinaires ; la principale cause du rétrécissement consistant dans une projection du promontoire sur chaque côté, il y a un véritable vide où le cordon se trouve à l'abri. »

Enfin, autre objection, un enfoncement peut se produire sur les os du crâne. Cet accident est fâcheux, mais les lésions qui en résultent ne sont pas nécessairement mortelles pour l'enfant. L'observation rapportée dans le mémoire de M. Blot prouve bien cela.

Ambroise Paré compare ces enfoncements des os du crâne par projection de l'angle sacro-vertébral aux bosselures d'une timbale d'argent qui a été jetée à terre. Ces enfoncements guérissent très-rapidement. Plusieurs auteurs, entre autres Smellie, Denman, Mme Lachapelle, etc., citent des cas d'enfoncements considérables non suivis de résultats graves. Nous renvoyons également aux observations I, II et IV.

Occupons-nous maintenant de l'influence qui peut résulter pour la vie de la mère de l'emploi de la version. Nous n'hésitons pas à croire que ce mode de traitement est bien préférable à l'application du forceps, car il permet d'intervenir à une période beaucoup moins avancée du travail. Or nous voyons par le tableau II que la mortalité qui, chez les enfants, suit une progression en rapport avec la durée du travail devient aussi plus grande chez les mères dès que ce travail se prolonge au delà de vingt-quatre heures. Dans les bassins de la catégorie qui nous occupe, la mortalité des mères dans les accouchements effectués par les instruments dépend bien plus de la période du travail pendant laquelle on intervient que de la nature de l'opération elle-même. En un mot, c'est la durée plutôt que l'intensité de la pression sur les parties molles qui fait le mal. Et nous basons cette assertion sur les statistiques établies par plusieurs accoucheurs éminents.

Après les deux cas de version opérée à la clinique d'accouchements rapportés dans le tableau I, les deux mères ont survécu et quitté l'hôpital en bonne santé. Cependant dans l'un des deux cas, celui où l'enfant succomba, l'opération avait été faite dans de très-mauvaises conditions; cela est d'autant plus regrettable que vu le peu d'étroitesse du diamètre sacro-pubien on devait espérer un meilleur résultat.

Ainsi que nous l'avons déjà dit, nous regrettons de ne pouvoir produire qu'un nombre assez restreint d'observations de versions opérées par l'art. En revanche, nous avons eu l'avantage d'être témoin d'un phénomène extraordinaire dans les annales de l'obstétrique, phénomène où la nature a été pour ainsi dire le seul opérateur. Il s'agit d'une version pelvienne spontanée chez une femme à terme ayant le bassin rétréci de 8 centimètres (voy. l'obs. VII). Ce cas est d'autant plus remarquable que cette femme avait subi l'année précédente un accouchement très-long et très-pénible (67 heures) et qui n'avait pu être terminé que par la céphalotripsie, l'enfant se présentant par le sommet. Par cet exemple, la nature indiquera-t-elle la conduite à tenir dans un cas semblable?

Des 17 opérations rapportées dans le mémoire du D[r] M'Clintock (voy. tableau III), une seule fut suivie de la mort de la mère (cas n° 2).

« Mais, fait observer cet accoucheur, il serait peut-être rigoureux d'attribuer cet événement aux effets de l'opération. En effet, le travail n'avait duré que douze heures et la version n'avait présenté aucune difficulté extraordinaire. La mère était dans un état de dépression morale résultant de causes domestiques, et mourut de la fièvre puerpérale qui régnait à ce moment, le huitième jour après l'accouchement. L'enfant était né vivant, mais l'os pariétal droit qui s'était trouvé près du sacrum présentait une forte dépression qui toutefois disparut au bout de peu de jours. Son premier accouchement avait été très-difficile. Le second le fut également et se termina par l'emploi des instruments. Dans ces deux occasions l'enfant succomba. Lors de son troisième enfantement, elle eut pour la première fois recours à mes soins (cas n° 1, tableau III). Ayant attendu quatre heures après la rupture des membranes pour voir si les douleurs qui étaient énergiques feraient descendre la tête dans l'excavation, et trouvant qu'elle ne bougeait pas, la patiente fut chloroformisée et la version fut faite sans grande difficulté. L'extraction de la tête fut très-longue, et bien que le cœur fœtal battît à la naissance et que l'enfant eût fait deux ou trois mouvements inspiratoires, néanmoins la respiration ne put s'établir.»

Nous croyons utile de continuer à citer le D[r] M'Clintock.

«La mortalité moyenne des mères après l'opération de la version a été fixée par Churchill à environ 1 sur 15. D'où il suit que dans l'espèce de cas dont il s'agit son emploi ne semblerait pas entraîner de plus grands risques pour la mère. La durée moyenne du travail dans les 17 cas fut considérable, savoir : 19 heures, minimum 6 heures, maximum 38 heures.

«Dans 12 cas les membranes furent rompues quelques heures avant la version. A une exception près (cas n° 11), le chloroforme fut administré chaque fois. Si l'on se place au point de vue de la mère, je pense que cette opération se recommande davantage que si l'on a en vue la vie de l'enfant. En recourant de bonne heure à la version, la durée du travail peut être essentiellement abrégée, et si l'opération réussit, tout danger de rupture de l'utérus ou de l'emploi soit du long forceps, soit de la crâniotomie, se trouve complétement écarté. D'un autre côté, on ne doit pas oublier que si l'opération manque, et que la tête reste enclavée dans le détroit, non-seulement l'enfant est perdu, mais encore il faut faire subir à la femme une seconde opération.»

Jusqu'à présent, nous avons supposé que les conditions sont favorables, que la femme n'est pas épuisée, et que les membranes sont intactes, etc. Malheureusement le cas inverse se rencontre plus souvent, alors le traitement et le pronostic ne sont plus les mêmes. En effet, dans ce cas, la vie de l'enfant est presque certainement compromise, et souvent celle de la mère est en danger. Nous pensons que le meilleur traitement est de tenter la version, qui est très-souvent praticable, surtout à l'aide de chloroforme. Dans les cas cités par le Dr M'Clintock, les membranes ont été rompues plusieurs heures avant la version.

Si l'utérus est tellement rétracté que l'introduction de la main devient impossible, on applique le forceps qui, dans la plupart des cas, suffit pour extraire la tête avec très-peu d'espoir d'amener un enfant vivant. Si malgré des tractions énergiques on ne parvient pas à faire descendre la tête, il est bon de laisser les branches en place et de perforer le crâne sans attendre plus longtemps, si l'enfant ne donne pas signe de vie. Par ce moyen, on peut souvent terminer l'accouchement sans ôter le forceps, pour avoir recours au céphalotribe. Nous avons vu M. le professeur Depaul employer ce moyen avec succès dans des bassins assez rétrécis.

Mais si l'enfant, malgré les conditions défavorables dans lesquelles il est placé, donne encore des signes de vie, doit-on agir de la même manière ? La règle généralement admise est d'attendre que la mère ou l'enfant périclitent.

Attendre est un mot que l'on trouve souvent répété dans l'enseignement clinique obstétrical, et il est important que les jeunes accoucheurs soient bien convaincus de son importance. La patience et l'expectation sont indispensables dans l'art obstétrical; mais il y a des limites bien précises à leur mise en pratique. Il est bon de laisser agir la nature; toutefois quand un bassin est vicié, c'est la nature qui l'a fait ainsi, et c'est à l'art de le corriger avant qu'un mal irréparable soit survenu. Nous croyons que l'on ne doit pas attendre jusqu'à ce que l'enfant ou la mère donne des marques de souffrance; car ce signe dénote qu'il est souvent trop tard. Si nous nous trouvons auprès d'une femme depuis très-longtemps en travail, toute notre préoccupation serait de terminer l'accouchement aussi rapidement que possible. Nous emploierions le forceps qui souvent est efficace dans un bassin de la catégorie qui nous occupe. Si la tête ne descendait pas, il nous faudrait la diminuer et probablement nous aurions affaire à un enfant mort, l'application du forceps ayant suffi pour lui ôter la vie. Mais si l'enfant vivait encore, il nous répugnerait de plonger un instrument dans sa tête, et comme nous ne voudrions pas le laisser mourir et prolonger les souffrances de la mère, nous aurions toujours la version pour ressource. En agissant ainsi, nous aurions fait tout notre possible pour sauver l'existence de l'enfant et en même temps nous aurions pris toutes les précautions nécessaires pour assurer la vie et la santé de la mère en évitant de prolonger ses souffrances. Si par cette manœuvre on détruit la vie déjà très-compromise de l'enfant, il reste au moins la consolation de savoir qu'il est tué non pas en lui brisant la tête par un instrument, mais par une opération qui présente encore quelques chances de le sauver.

B. Si l'enfant se présente par l'extrémité pelvienne, par le tronc ou par la face, toutes les règles déjà posées sont applicables.

SECTION III.

Quelle est la conduite que doit suivre l'accoucheur lorsque le bassin offre un rétrécissemest de $0^m,080$ à $0^m,065$?

Supposons encore une fois qu'il s'agisse d'une femme à terme et dans de bonnes conditions, quel est alors le pronostic? Pour l'enfant il est toujours très-grave. Quant à la mère, il varie avec le traitement mis en usage. Si dans l'espoir d'avoir un enfant vivant on laisse marcher le travail pour voir ce que fera la nature, et qu'ensuite la trouvant tout à fait insuffisante on applique le forceps, que malgré la difficulté que pourrait offrir l'introduction des branches, on les réapplique deux ou trois fois à quelques heures d'intervalle, on aura fait beaucoup pour aggraver le pronostic relatif à la mère. Cependant la plupart des femmes accouchées à la Clinique dont il est question dans notre statistique avaient subi ce mode de traitement en ville.

Que si, au contraire, ayant affaire à une femme en d'aussi bonnes conditions et désirant en profiter, on rompt les membranes et on applique le forceps, soit qu'on espère rencontrer un enfant très-petit, soit qu'on se fonde sur un ou plusieurs accouchements antérieurs, puis, le forceps étant resté impuissant, qu'on procède immédiatement à la version, on n'aggrave pas le pronostic relatif à l'enfant, mais on rendra certainement meilleur celui qui regarde la mère.

Mais, dit-on, la version dans un bassin rétréci de ce degré est une opération très-difficile et dangereuse; et, suivant M. le Dr Joulin (thèse d'agrégation, 1863, p. 7), lorsqu'on examine une à une les observations de Mme Lachapelle, qui a préconisé cette méthode, « on voit que, par une erreur inexplicable, elle a transformé en succès les résultats les plus désastreux et pour la mère et pour l'enfant. » Voyons si ce reproche est mérité (1). Mme Lachapelle a réuni dans son onzième mémoire (*Pratique des accouchements*, t. III) 19 observations. Sur ce total il y a 5 cas de rétrécissement peu considérable, dans lesquels tous les enfants vinrent vivants et une mère a succombé à la péritonite. Dans 10 cas de rétrécissement considérable, tous les enfants sont morts, 6 mères ont survécu et 4 ont succombé. Nous nous occuperons bientôt de ces cas, mais nous examinerons d'abord 4 cas qui rentrent dans la catégorie des rétrécissements médiocres.

Sur ces 4 cas, 2 enfants sont nés vivants, qui pesaient 7 livres et demie et 6 livres, et 2 sont nés morts et *putréfiés*. 2 mères ont survécu et 2 sont mortes. De ces dernières, l'une était entrée à l'hôpital après trente-six heures de travail, « dans un état pitoyable, après avoir subi des tentatives de divers genres, qui n'avaient servi qu'à *rompre l'utérus.* » L'autre était entrée *épuisée* par les efforts et les douleurs

(1) M. Joulin dit encore que M. Simpson, pendant huit années, ne trouva dans son immense pratique que trois observations de version suivie de succès dans les bassins rétrécis. M. Joulin est dans une erreur complète, car M. Simpson dit, dans l'ouvrage citée par M. Joulin, avoir eu, pendant ces huit années, de *très-nombreux* cas de succès, seulement il n'en cite que les trois derniers, tirés de sa pratique et de celle de deux de ses confrères.

qui avaient duré vingt-quatre heures. Or, lorsqu'on examine une à une ces quatre observations, on n'en doit pas conclure contre la version, car elles ne prouvent pas que ces résultats sont désastreux, quand elle est pratiquée selon les principes qui doivent toujours former la base de son emploi, c'est-à-dire en vue de prévenir l'épuisement.

On ne trouvera dans notre tableau Ier qu'un seul cas de version pratiquée dans un rétrécissement de cette catégorie. En consultant l'obs. VIII qui s'y rapporte, on verra que ce cas n'était pas de ceux qui peuvent faire juger la valeur d'une méthode.

Si, maintenant, au lieu des bonnes conditions que nous avons supposées, nous avons affaire à un utérus vide de liquide depuis longtemps, nous avons les mêmes indications à remplir, c'est-à-dire à appliquer le forceps, et, si trop de difficultés s'y opposent, à tenter la version. Au cas où l'état de la matrice rendrait cette opération impraticable, il n'y aurait pas de choix, on n'aurait d'autre ressource que l'embryotomie.

Quand le rétrécissement approche de 6 centimètres et demi, on est obligé d'en venir à une opération difficile et dangereuse pour la mère et presque certainement mortelle pour l'enfant, comme notre statistique le prouve. En pareil cas, la nature est impuissante ; c'est à l'art d'agir.

Consultons encore les observations de Mme Lachapelle. Sur 6 des cas cités par elle et dont nous avons déjà fait mention, on avait affaire au degré de rétrécissement que nous considérons. 4 mères vécurent et 2 succombèrent. Tous les enfants sont morts. Le premier, qui pesait 6 livres et demie, naquit donnant encore quelques signes de vie, après un travail de seize heures. — Le bassin de la mère avait 2 pouces et demi (67 millimètres). — Le second avait été exposé depuis longtemps à nu aux efforts de l'utérus, et ne donnait aucun signe de vie avant la naissance ; il pesait 6 livres, et le bassin de la mère mesurait 2 pouces trois quarts (74 millimètres). — Le troisième donnait des signes de souffrance avant la naissance ; l'eau de l'ammios était chargée de méconium; le bassin de la mère présentait 2 pouces trois quarts (74 millimètres), et le diamètre bipariétal de l'enfant 10 centimètres et demi. — Le quatrième, dont la mère avait un bassin de 2 pouces et 9 lignes (75 millimètres), était volumineux; cependant il est né vivant mais pas viable. — Le cinquième ne donnait point de signes de vie avant la naissance, et il était mort depuis longtemps et pesait 5 livres. Le bassin de la mère offrait 2 pouces et demi (67 centimètres). — Le sixième pesait 7 livres et le bassin de sa mère mesurait 2 pouces trois quarts (74 millimètres).

On peut voir que, dans tous ces cas, en raison de diverses causes, outre la disproportion relative entre la mère et l'enfant, on n'était pas en droit d'espérer le salut de l'enfant, et que si l'on avait essayé de l'obtenir par une autre opération, peut-être le résultat eût-il été moins favorable pour la mère, en même temps qu'il eût fallu, très-probablement, recourir à la triste nécessité de mutiler l'enfant; opération qu'on doit toujours s'attacher à éviter. En effet, des deux femmes qui sont mortes, la première a été bien pendant plusieurs jours, puis a succombé à une péritonite le treizième jour. La seconde, quoique le travail n'eût duré que six heures, fut également prise de péritonite, dont elle était cependant convalescente lorsqu'elle mourut subitement sans cause connue. Dans ce cas, il serait peut-être juste d'attribuer la mort à une autre cause qu'à la version.

M. Charrier, dans son excellent mémoire qui a été couronné par la Faculté de Médecine à Paris, s'exprime ainsi à propos de l'étiologie de la fièvre puerpérale épidémique :

« Les manœuvres obstétricales n'ont pas une influence aussi fâcheuse que quelque auteurs se sont plu à le dire. Et là encore, nous sommes heureux de nous rencontrer avec M. le professeur Dubois...

« Hors du temps d'épidemie nous voyons souvent les accouchements les plus laborieux n'être suivis d'aucun accident. Ceci arrive aussi pendant les épidémies, et nous avons remarqué que c'est plutôt la cause qui fait que l'art doit intervenir, c'est-à-dire, travail long, laborieux, sans possibilité de terminer l'accouchement, douleurs mauvaises, contractions incessantes, qui produisent un tel épuisement nerveux que la femme alors se trouve dans de très-mauvaises conditions. Et ceci est si vrai que si l'art peut intervenir rapidement, de bonne heure, la malade n'est pas atteinte. C'est ce que nous avons vu plusieurs fois. »

Bien qu'on ne puisse juger de la valeur de la version d'après les cas cités par Mme Lachapelle, nous sommes obligé de reconnaître que notre tableau I donne un résultat moins défavorable ; car, en effet, malgré la grande mortalité des enfants (proportion de 66 pour 100 en excluant les cas de version et celui de présentation pelvienne), la mortalité des mères n'excède pas la proportion de 11 pour 100. En outre, par le forceps on a pu extraire vivants deux enfants à terme dans un rétrécissement de 70 millimètres. C'est à cet instrument que nous devons avoir recours ; mais, quand son emploi ne produit pas de résultat, comme cela est démontré par cinq cas du tableau, faut-il perforer la tête d'un enfant vivant pour l'extraire ? Nous avons toujours une extrême répuguance à pratiquer cette opération quand on peut l'éviter, et nous préférons avoir recours à la version avec nul ou peu d'espoir d'extraire un enfant vivant, mais dans le but d'épargner à la femme l'épuisement qui résulte d'un travail laborieux, et de lui éviter peut-être des infirmités fâcheuses. Aussi, ce dont il s'agit pour nous, c'est bien moins de préférer l'application du forceps à la version que de faire un choix entre cette dernière méthode et l'embryotomie. Il est vrai qu'il peut arriver, et probablement il arrivera, même avec la version, que le passage de la tête offre des difficultés insurmontables, et qu'après avoir extrait le tronc nous soyons obligés d'avoir recours à la céphalotripsie (obs. VIII). Mais alors nous n'emploierions cette opération qu'après avoir fait tout ce qui depend de nous pour l'éviter. Si l'on nous objecte encore que dans la version les os du crâne s'enfoncent sur le promontoire, ou que la tête se luxe par les efforts des tractions, circonstances qui peuvent amener la mort de l'enfant, nous répétons ce que nous avons déjà dit plus haut, qu'il est préférable de le tuer en tentant de le sauver.

Quelquefois pour terminer l'accouchement nous serons réduit à pratiquer la détroncation. C'est sans doute une opération répugnante, mais nous ne la croyons pas plus pénible que la perforation de la tête d'un enfant vivant. Nous aurons au moins la certitude d'éviter le spectacle dont nous avons été temoin à l'hôpital de la Clinique le 1er janvier 1858. C'était celui d'un enfant dont la tête avait été perforée, puis broyée par le céphalotribe, faisant encore des respirations convulsives pendant l'espace de quinze minutes après son extraction. Quel spectacle affreux lorsque ceci se passe en présence de la famille !

Dans le cas de détroncation suivie de céphalotripsie, rapportée dans le tableau I, l'opération a été pratiquée dans de très-mauvaises conditions. C'était pour une présentation du pied gauche chez une femme dont le bassin avait un rétrécissement de 75 millimètres et vingt-quatre heures après la rupture des membranes. L'enfant pesait 3,600 grammes sans cerveau. Cette opération fut aussi faite après la version (présentation de l'épaule) dans un bassin rétréci de 70 millimètres, la rupture des membranes ayant eu lieu trois jours avant l'accouchement.

SECTION IV.

Quelle est la conduite que doit suivre l'accoucheur lorsque le bassin offre un rétrécissement au-dessous de $0^{m},065$?

Nous avons dit dans notre dernière section que, sauf dans des conditions tout à fait exceptionnelles, il n'y a que peu d'espoir de sauver l'enfant lorsque le degré du rétrécissement se rapproche de 6 centimètres et demi. Mais, quand il tombe au-dessous de ce dernier chiffre et que l'enfant vit, l'accoucheur se trouve en présence d'une question très-délicate et très-embarrassante en ce qui concerne la conduite qu'il doit tenir. Ici aucun espoir d'extraire l'enfant vivant par les voies naturelles n'est admissible. Si on se décide à reduire son volume en le mutilant, quel sera le pronostic pour la mère ? La pratique prouve qu'il est assez mauvais.

Si nous consultons de nouveau les observations de Mme Lachapelle, nous y trouvons deux cas de versions opérées dans des bassins de cette catégorie. Dans l'un le rétrécissement était de 2 pouces 2 lignes (58 millimètres); fille morte pesant 8 livres, terminaison favorable pour la mère. Dans le second cas le diamètre sacro-sous-pubien était de 2 pouces un quart (60 millimètres) ; la femme succomba après un travail de dix-huit heures, bien que la version eût été opérée dans de bonnes conditions, et que les membranes ne se fussent rompues qu'au moment de l'opération. L'enfant, qui vivait avant l'opération, fut extrait mort-né, pesant 6 livres et quart. Sur 4 individus, 3 succombèrent. Mais ces deux cas ne suffisent pas pour établir une statistique qui puisse nous servir de base.

Sur les 51 cas relatés dans le tableau I, 9 présentent un rétrécissement au-dessous de 65 millimètres, 8 se sont terminés par la mutilation de l'enfant, et 6 mères ont succombé, ce qui donne une proportion de 66 p. 100. Si l'on considère que la mortalité totale pour les mères et les enfants est de 14 sur 18, on est amené à déplorer l'impuissance de l'art obstétrical dans ces cas.

Dans les sections précédentes, nous n'avons eu à considérer la conduite à tenir par l'accoucheur qu'au point de vue purement médical; car dans aucune de nos opérations nous n'avons jamais perdu l'espoir de sauver les deux existences. Maintenant nous ne pouvons plus conserver cet espoir.

Sans vouloir envisager, sous le rapport religieux et moral, la question qui a si souvent été posée, de savoir si l'on doit sacrifier la vie de la mère ou celle de l'enfant, nous n'hésitons pas à répondre que la vie de la mère sera avant tout l'objet de notre précocupation.

pourvu qu'elle ne soit pas trop mise en danger par les efforts à faire pour la conserver.

M. le professeur Depaul enseigne avec raison que si les opérations nécessaires pour accoucher une femme qui a un bassin très-rétréci sont de nature à compromettre gravement son existence, il serait du devoir de l'accoucheur de pratiquer l'opération césarienne, qui, tout en exposant la mère à des dangers plus grands, présente au moins des chances favorables pour la vie de l'enfant. En effet, ce savant professeur est d'avis que, si le bassin se rapproche de 50 millimètres, on doit avoir recours à l'opération césarienne, si l'enfant est vivant, et *a fortiori* dans les cas de rétrécissement au-dessous de ce chiffre.

Cazeaux dit, dans son *Traité d'accouchements* : « Toutes les fois que le bassin offre au moins 54 millimètres dans son plus petit diamètre, il faut pratiquer l'embryotomie, l'enfant fût-il vivant. L'opération césarienne est malheureusement la seule ressource à employer lorsque le bassin n'offre que 50 millimètres au plus dans son plus petit diamètre, car alors l'extraction d'un fœtus mutilé est tellement dificile, longue et pénible, qu'en tuant nécessairement le fœtus, on expose la mère à des dangers aussi grands que par l'opération césarienne. »

M. le professeur Velpeau fixe également à 2 pouces les limites dans lesquelles on peut essayer d'extraire l'enfant par les voies naturelles.

L'opinion précitée de M. Depaul a été émise de nouveau par lui dans une leçon clinique, il y a quelques mois, à propos d'une petite femme qui s'est présentée à l'hôpital pour avoir des soins. Cette femme était très-difforme, et le bassin présentait un rétrécissement antéro-postérieur, évalué par la mensuration avec le doigt à un peu moins de 60 millimètres. Elle était enceinte d'environ six mois et demi. M. Depaul, en présence d'une telle difformité, inclinait à laisser la femme arriver à terme et à pratiquer alors l'opération césarienne dans d'aussi bonnes conditions que possible, c'est-à-dire à la campagne. Mais, avant d'adopter cette conduite, M. Depaul voulut consulter M. Danyau, qui fut d'avis de soumettre la femme à l'opération de l'accouchement provoqué dès qu'elle aurait dépassé sept mois de grossesse. Ce dernier traitement fut adopté. Le travail fut promptement provoqué au moyen de l'instrument de M. Tarnier. Mais, après des tentatives infructueuses avec le forceps, M. Depaul dut perforer le crâne, la cessation de pulsations dans le cordon qui faisait procidence ayant indiqué la mort de l'enfant. Le lendemain matin, l'accouchement fut terminé par la céphalotripsie. La femme succomba après cinq jours, et l'autopsie révéla qu'outre la projection de l'angle sacro-vertébral, qui était notablement dévié à gauche, il existait une projection de la face postérieure du pubis, qui n'avait pas été reconnue pendant la vie et qui réduisait le diamètre sacro-pubien à 50 millimètres à peine. L'autopsie, en outre, montra le phénomène curieux d'un utérus bifide, mais on ne reconnut aucune lésion maternelle suffisante pour expliquer la mort, qui fut due probablement à l'épuisement ou à l'ébranlement nerveux.

Ce cas donne raison à l'opinion de M. Depaul en faveur de l'opération césarienne. Mais, si nous avons lieu de croire qu'une autre opération puisse donner certaine chance de salut à la mère dont le bassin ne dépasse pas 50 millimètres, nous n'hésiterons pas un instant à la pratiquer.

En fixant donc à ce chiffre la limite dans laquelle on doit essayer l'extraction par les voies naturelles d'un enfant à terme, nous paraîtrons faire une subdivision dans notre quatrième catégorie. Mais, à vrai dire, il est difficile de faire autrement, quand on considère que plusieurs circonstances particulières peuvent venir modifier le précepte général.

Mais, quand une fois on a pris un parti, il ne faut plus temporiser, mais agir avec fermeté ; car, puisqu'on a renoncé à l'espoir de sauver l'enfant, toute la sollicitude de l'opérateur doit être reportée sur la mère. C'est probablement au défaut d'une énergie si nécessaire, aux retards apportés à l'accomplissement des opérations opportunes, qu'il faut attribuer les mauvais résultats consignés dans notre statistique à propos des rétrécissements extrêmes.

En effet, si on consulte nos observations et celles de différents accoucheurs, on constate que presque toujours les femmes étaient dans de très-mauvaises conditions avant d'être portées à l'hôpital pour y subir les opérations nécessaires.

La vie de la femme est-elle exposée à des grands dangers, quand ayant un rétrécissement de 6 millimètres et demi à 50 millimètres on pratique l'embryotomie à une période peu avancée du travail ? En d'autres termes, l'opération nécessaire pour mutiler l'enfant, et les tractions indispensables pour l'extraire, sont-elles de nature à produire des lésions graves sur les parties maternelles, quand on opère dès que la dilatation du col permet l'application des instruments? Pour résoudre cette question, il faudrait avoir à sa disposition des statistiques bien faites et portant sur des femmes opérées dans ces favorables circonstances. Malheureusement des statistiques de ce genre nous manquent.

En admettant que l'embryotomie pratiquée même dans ces bonnes conditions donne le plus souvent des résultats fâcheux, on peut encore se demander si le procédé ordinaire d'embryotomie ne peut pas être remplacé par un meilleur. Dans la dernière division du tableau I, la mortalité des deux tiers des femmes semble indiquer que les instruments ordinairement employés doivent être défectueux ou alors que l'embryotomie est contre-indiquée dans ces conditions, à moins, bien entendu, que l'enfant ne soit mort; car sur 7 des 8 cas dont il s'agit, le rétrécissement ne fut moindre de 50 millimètres.

Le céphalotribe ordinaire est un instrument assez facile à appliquer dans des bassins peut rétrécis. Mais, quand l'étroitesse devient extrême, on a souvent une grande difficulté à atteindre la tête qui est très-élevée, surtout de manière à pouvoir agir sur la base. C'est pour ce motif qu'il est souvent impossible de réappliquer l'instrument quand une première application insuffisante à elle seule a déjà broyé la tête.

Nous avons vu M. Dubois, malgré sa grande expérience et son habileté si connue, ne parvenir qu'à grand'peine à faire glisser l'instrument entre la tête et les parties maternelles, tant les anfractuosités qui soulevaient le cuir chevelu faisaient obstacle à sa réintroduction : et même, quand celle-ci a pu avoir lieu, la tête, vu son élévation, n'offre aux branches qu'une si faible prise qu'elles glissent sans pouvoir l'amener.

Le céphalotribe de M. le professeur Depaul n'est point du tout sujet à ce dernier défaut. Nous l'avons vu plusieurs fois fonctionner très-heureusement, notamment dans le cas de cette femme à l'utérus bifide, dont nous avons fait mention plus haut. Dans ce cas, en effet, le broiement et l'extraction n'exigèrent que douze minutes. La supériorité de cet instrument est due, comme on sait, à un crochet situé à la partie supérieure et interne des cuillers. Grâce à ce crochet, la tête, lorsqu'elle est une fois bien prise et que l'instrument est articulé, peut subir des tractions énergiques sans que l'instrument puisse glisser en aucune façon.

Mais la plus grande objection qu'on ait faite au céphalotribe, c'est que, dans les bassins rétrécis antéro-postérieurement, les cuillers sont toujours placées sur les côtés non rétrécis ; il s'ensuit qu'elles diminuent la tête suivant le diamètre transversal du bassin, tandis qu'elles augmentent dans le sens du rétrécissement où la diminution serait nécessaire.

Les auteurs disent bien qu'il faut lui imprimer alors un mouvement de rotation pour faire correspondre le diamètre réduit de la tête avec le petit diamètre du bassin. Mais, dans les rétrécissements extrêmes, ce conseil est plus facile à donner qu'à suivre. Ces manœuvres ne donnent-elles pas lieu trop souvent à des lésions graves des parties maternelles, alors surtout qu'on les pratique sur des femmes fatiguées et épuisées par des tentatives répétées ?

M. Pajot a enseigné depuis longtemps une méthode sur laquelle il vient de publier dernièrement une brochure intitulée : *La Céphalotripsie répétée sans tractions, ou méthode pour accoucher des femmes dans des rétrécissements extrêmes du bassin.* C'est parce qu'il a constaté personnellement la réalité des difficultés et des dangers de la céphalotripsie ordinaire dans les rétrécissements excessifs que M. Pajot est porté à préconiser sa méthode. Voici, d'après ce savant accoucheur, quels en sont les avantages :

La base de cette méthode consiste dans l'absence de toute traction. On introduit l'instrument dès que l'orifice de l'utérus est assez dilaté pour le permettre, et on perfore le crâne avant que la dilatation soit complète, précisément dans le but de la faciliter, puisque cette dilatation est souvent lente dans les rétrécissements excessifs.

Il reste à déterminer si le travail plus ou moins prolongé auquel cette méthode de M. Pajot expose la femme lui est moins nuisible que les tractions exercées avec plus ou moins de force par un autre procédé. M. Pajot rapporte sept cas de ce genre sur lesquels nous avons été assez heureux pour en observer trois avec lui à l'hôpital de la Clinique. Sur ces sept cas, il y a eu cinq succès.

C'est en lisant les détails des deux cas malheureux que nous nous demandons encore si l'insuccès ne peut pas être attribué quelque peu à l'imperfection de l'instrument employé. Dans un cas, en effet, on éprouva des grandes difficultés à introduire et à placer les branches à cause des replis du cuir chevelu ; dans l'autre, le bassin étant extrêmement rétréci, non-seulement on eut beaucoup de peine à placer le céphalotribe, mais encore il fut impossible de briser le diamètre bimalaire qui formait le seul obstacle au passage de la tête.

L'observation XII nous offre l'exemple d'une femme qu'on a dû laisser mourir non accouchée après plusieurs tentatives infructueuses de céphalotripsie. M. Dubois craignait que si on lui pratiquait l'opération césarienne la malade succombât entre les mains des opérateurs. C'était le rétrécissement le plus extrême que nous avons rencontré à la Clinique d'accouchements (4 centimètres). L'autopsie a démontré que, si le céphalotribe avait pu être introduit de manière à saisir la portion non broyée de la base du crâne, l'opération aurait pu être suivie du succès. Deux ou trois tentatives de plus, on serait peut-être venu à bout en faisant tourner la tête du fœtus et en réappliquant alors le céphalotribe. Mais ce résultat facile à trouver en face d'un cadavre ouvert ne pouvait être que deviné pendant la vie de la femme.

C'est particulièrement dans ces cas et peut-être aussi bien dans l'embryotomie en général que deux instruments qui ne sont pas très-connus en France peuvent être appelés à rendre des services ; nous voulons parler du forceps-scie de M. Vanheuvel et d'un nouvel instrument inventé par M. Simpson.

M. le Dr Verrier vient de publier (chez Adrien Delahaye) un mémoire contenant une description très-complète du forceps-scie avec plusieurs observations témoignant le succès de cette méthode. Parmi les 15 observations il y en a 2 qui se rapportent à la catégorie que nous étudions. Dans le rétrécissement le plus extrême (55 millimètres) la femme a succombé après l'opération.

Le nouvel instrument de M. Simpson est une espèce de céphalotribe qu'il appelle *cranioclast*, et comme ce célèbre professeur nous a fait l'honneur de nous expliquer avec soin son usage, il nous semble qu'il pourrait être utile pour la chirurgie obstétricale d'en traduire la description qu'il en fournit.

Mais, avant de donner cette traduction par laquelle nous terminerons notre travail, qu'il nous soit permis de dire quelques mots des ressources que peut offrir la version dans les difficultés qui nous occupent. Puis, après avoir donné quelques aperçus sur ce mode de traitement employé comme moyen général dans les rétrécissements du bassin, nous présenterons les conclusions qui nous ont été suggérées par toutes les réflexions précédentes.

Il est évident de prime abord que sans les rétrécissements externes la version pelvienne ne peut être utile pour l'enfant, soit qu'on la substitue à l'embryotomie, soit qu'on l'emploie comme moyen adjuvant de l'embryotomie. Mais ne nous faisons pas d'illusion, car il est difficile d'introduire la main dans un bassin dont le rétrécissement s'approche de 50 millimètres; la difficulté dans l'extraction de la tête et des épaules nécessite presque toujours l'usage des instruments d'embryotomie. Sur les 19 cas empruntés aux mémoires de Mme Lachapelle et dont nous avons parlé, il y a 2 observations de version pratiquée dans ces conditions; dans l'un le bassin était rétréci de 2 pouces 2 lignes (58 millimètres), enfant mort pesant 4,000 grammes, durée du travail 14 heures. Dans ce cas la tête de l'enfant ne fut pas considérablement déformée par l'extraction. La mère a survécu. Dans le second cas le rétrécissement était de 2 pouces 4 lignes (63 millimètres), la tête résista tellement aux efforts de traction que les vertèbres du cou finirent par se séparer de l'occipital; les tractions ayant été suspendues pendant une heure et demie, la tête fut expulsée spontanément par de simples efforts de contraction. La femme mourut seize jours après dans un état adynamique.

On verra dans notre 9e observation un cas où après avoir pratiqué la céphalotripsie, on dut avoir recours à la version pour terminer l'accouchement. Malheureusement la version fut opérée sur une femme moribonde.

Des deux cas de détroncation suivie de céphalotripsie, le premier (obs. XI) était un cas de présentation pelvienne, la femme fut sauvée ; l'opération fut faite dans les conditions requises pour la version, c'est-à-dire à une époque peu avancée du travail (quinze heures). L'autre cas de détroncation ne nous présente pas autant de valeur, car ce fut un accouchement provoqué par les douches utérines dans un bassin rétréci de 55 millimètres et dans une grossesse de sept mois. L'enfant, qui se présentait également par le siége, est né macéré après un travail de quarante et une heures; la mère succomba au bout de quatre jours avec une rupture de l'utérus.

Faisons remarquer en passant que, sur 52 accouchements dans des cas de rétrécissement du bassin observés par nous à la Clinique d'accouchements, 5 fois on provoqua le travail par les douches utéro-vaginales. Les résultats furent loin d'être brillants; car un seul enfant survécut et deux femmes moururent, une non accouchée et l'autre peu de temps après la délivrance.

Quant à la valeur de la version pelvienne comme moyen d'un emploi général dans les rétrécissements du bassin, il résulte de tout ce qui précède que, malgré la séduisante théorie qui est en sa faveur, il n'y a pas lieu *jusqu'à présent* de l'envisager comme plus avantageuse pour l'enfant que l'application de forceps. Il est vrai que M. M'Clintock établit par des chiffres (53 contre 38) la supériorité de la version sur les autres modes de terminaison de l'accouchement. Toutefois on remarquera que cet accoucheur avoue ne pas avoir eu assez d'expérience dans l'emploi du long forceps quand la tête est au-dessous ou près du détroit supérieur. Mais c'est précisément dans ces circonstances que le long forceps est spécialement indiqué et que nous nous en servirions d'abord.

Mais la version pourrait être d'une grande utilité pour la mère.

Dans des cas de rétrécissements considérables, ce n'est pas tant par l'opération elle-même que comme auxiliaire de l'embryotomie qu'on doit la considérer. Dans ces circonstances, alors que la dilatation du col est lente, elle présente ce grand avantage de nous permettre d'intervenir à une époque moins avancée du travail. Par son emploi, nous pouvons non-seulement conserver l'existence à la mère, mais éviter des lésions et les infirmités qui en sont les suites. Si nous étions assez heureux, dans certains cas, pour terminer l'accouchement par cette méthode seule, nous obtiendrions un résultat très-avantageux, celui d'éviter l'emploi des instruments, surtout de ceux qui mutilent l'enfant. Et en même temps nous donnons à celui-ci une chance, quoique bien minime, de vie. L'embryotomie seule ôte toute chance.

Enfin, dans des cas d'extrême rétrécissement, la difficulté de la céphalotripsie réside bien moins dans l'action d'écraser la tête de l'enfant que dans celle de la saisir, surtout dans son plus grand diamètre. Par la version, la main de l'accoucheur peut arriver à placer la base du crâne dans une position qui rend plus efficace l'emploi des instruments d'écrasement. D'autres fois la version, en changeant la position peut parvenir à faire sortir la tête, déjà écrasée par le céphalotribe, mais qui a résisté aux tractions répétées faites par cet instrument.

CONCLUSIONS.

1° Quand le bassin est légèrement rétréci au détroit supérieur, et que l'enfant se présente favorablement, la nature suffit souvent pour terminer l'accouchement. Quand ce rétrécissement s'approche de $0^m,095$, l'accouchement spontané à terme, lorsque même il pourrait se faire, serait long et pénible. Alors pour sauver la vie de l'enfant et préserver les parties maternelles des lésions, on ne devra pas attendre plus d'une à deux heures après la dilatation complète du col, surtout si le travail a duré de plus vingt à vingt-quatre heures. Dans ce cas, on devra appliquer le forceps. Si le travail n'est pas très-prolongé, le pronostic est bon pour la mère, grave pour l'enfant.

2° Quand le rétrécissement est de $0^m,095$ à $0^m,080$, la vie de l'enfant à terme est très-menacée. Après avoir attendu pendant un temps suffisant pour reconnaître si, par une chance heureuse, l'enfant ne serait pas assez petit pour que la nature suffise, on appliquera le forceps. Si, après une ou deux applications, on le trouve impuissant et surtout si le rétrécissement s'approche de $0^m,080$, on ne devra pas attendre que la mère ou l'enfant donnent des signes de souffrance. Dans ce cas, il est mieux de ne pas compter sur la naissance d'un enfant vivant, mais de diriger toute son attention vers la mère. Dans ce but on pratiquera la version pelvienne, et si elle est insuffisante, on terminera par l'embryotomie. La version peut être indiquée dès le commencement dans certains cas de bassin oblique ovalaire; mais le diagnostic de cette variété de bassin est très-difficile à faire sur le vivant.

Si le travail n'a pas duré trop longtemps, le pronostic est bon pour la mère, mais très-grave pour l'enfant.

3° Dans les rétrécissements de $0^m,080$ à $0^m,065$, l'accouchement spontané à terme est impossible, à moins que l'enfant ne soit macéré ou exceptionnellement petit. On peut essayer une application de forceps, mais il est mieux, dans l'intérêt de la mère, de pratiquer la version pelvienne. Cette opération peut rarement terminer l'accouchement sans l'embryotomie, surtout si le rétrécissement s'approche de $0^m,065$. Le pronostic est bon pour la mère si l'on intervient à une époque pas trop avancée du travail. On ne peut pas espérer la naissance d'un enfant vivant.

4° Quand le rétrécissement est au-dessus de $0^m,065$, la mutilation de l'enfant à terme est indispensable, si l'on veut terminer l'accouchement par les voies naturelles. En ce cas, c'est l'embryotomie qui est indiquée. Cette opération quelquefois peut être aidée par la version pelvienne. Le pronostic est grave pour la mère, et d'autant plus grave que le rétrécissement s'approche de $0^m,050$. Au-dessous de ce chiffre, l'accouchement à terme, même avec la mutilation de l'enfant, est très-dangereux ou impossible. Alors l'opération césarienne est indiquée. Par ce moyen, le pronostic devient excessivement grave pour la mère, mais bon pour l'enfant.

Observations.

Les quatre premières observations que nous produisons sont extraites du mémoire du D[r] M'Clintock; les huit autres nous sont personnelles.

OBSERVATION Ire.

Bassin légèrement rétréci; trois accouchements à l'aide de la version pelvienne, le premier suivi de crâniotomie, dans les deux derniers l'enfant sauvé.

Cette femme (cas n°s 4, 5 et 6 du tableau III) vint pour la première fois réclamer mes soins lors de son sixième accouchement. Toutes ses couches antérieures avaient été difficiles, et quatre de ses enfants étaient venus au monde mort-nés. Quand elle fut admise à l'hôpital elle était depuis plusieurs heures en travail, et il y avait procidence du cordon et de la main, avec présentation de la tête. La femme soumise préalablement à l'influence du chloroforme, l'enfant fut retourné sans difficulté, la tête demeura fixée dans le détroit, et nulle force ne put l'extraire, en sorte qu'il fallut avoir recours à la perforation du crâne, que j'effectuai en fixant la petite extrémité d'un crochet mousse dans la mâchoire inférieure, et en dirigeant ensuite le perforateur à travers la bouche et la base du crâne.

Postérieurement j'ai accouché deux fois cette femme par la version pelvienne, et dans les deux cas j'ai sauvé les enfants.

Le dernier de ces accouchements (n° 6) eut lieu en janvier 1861. Il fallut un très-grand effort pour faire traverser à la tête de l'enfant le détroit supérieur du bassin, et elle présenta une dépression considérable au niveau de l'angle antéro-inférieur de l'os pariétal gauche, le seul qui eût été en contact avec le promontoire du sacrum. Immédiatement après la naissance, une tumeur sanguine très-volumineuse se forma sur le côté gauche de la tête et autour de la dépression. Cette tumeur disparut après quelques jours, mais la dépression persista, et lorsqu'au bout d'un mois je revis l'enfant, elle ne s'était guère modifiée.

OBSERVATION II.

Bassin légèrement rétréci, version pelvienne ; mort de l'enfant.

Dans ce cas (n° 12 du tableau III) le chloroforme ne fut pas administré par suite de la résistance de la malade. L'enfant fut retourné, et l'extraction marcha très-bien jusqu'à la tête ; mais alors se présenta une immense difficulté : les pulsations cessèrent dans le cordon, et je crus qu'il serait nécessaire d'employer le perforateur et le crochet. Toutefois on parvint, au moyen des tractions, à amener la tête à travers le détroit, et à la dégager complétement. Le cœur fœtal battit et continua de battre pendant un quart d'heure, mais la respiration ne put s'établir. Sur l'os pariétal droit (celui qui était près du sacrum) on put constater une dépression, et, comme dans le cas du n° 6, une tumeur se forma bientôt en ce point.

A l'autopsie, on trouva que cette tumeur était formée par un épanchement de sang entre le péricrâne et le cuir chevelu. L'os pariétal correspondant était fracturé, la solution de continuité s'étendant en haut, à partir du bord inférieur du temporal, et siégeant plus près du coronal que de la suture lambdoïde. La partie postérieure de l'os était faiblement déprimée.

La femme guérit sans avoir présenté aucun symptôme fâcheux.

OBSERVATION III.

Bassin rétréci de 0^{m},093 ; *trois accouchements à l'aide de la version pelvienne, le premier terminé par la crâniotomie ; enfant sauvé dans les deux derniers.*

Cette femme (n°s 13, 14 et 15 du tableau III), en travail de son premier enfant, fut portée à l'hôpital à neuf heures du matin, ayant perdu les eaux les jours précédents. Les douleurs étaient modérées, une main et le cordon ombilical en partie engagés dans l'orifice qui était mou et presque entièrement dilaté. On pouvait sentir la tête immédiatement au-dessous. Il y avait quelques pulsations dans le cordon. La malade fut immédiatement chloroformisée ; puis, la main introduite dans l'utérus, une jambe de l'enfant fut saisie et amenée dans le vagin avec quelque difficulté. Malgré toute la force que nous déployâmes en tirant sur la jambe, ou en poussant sur la tête, ou en faisant les deux à la fois, l'enfant ne put être retourné. Après avoir vainement cherché, pendant plus de deux heures à faire descendre le siége dans le bassin, nous dûmes renoncer à cette tentative, et toute pulsation dans le cordon ayant cessé depuis longtemps, je fis une ouverture dans la tête; une grande quantité de matière cérébrale en sortit, et je pus alors, sans trop d'efforts, amener le siége et extraire l'enfant qui était un garçon volumineux.

Le bassin de cette femme semblait présenter de l'analogie avec le bassin d'un homme plutôt qu'une véritable déformation. Ses deux couches suivantes me prouvèrent qu'il existait chez elle quelque défaut dans les dimensions du bassin.

Son deuxième accouchement (n° 14) dura plus de trente-trois heures. J'attendis quelques heures après la dilatation complète de l'orifice, pour voir si la tête descendrait, mais elle ne bougea point du détroit supérieur. Je me suis efforcé de mesurer avec tout le soin possible le bassin au moyen de la main, pendant que la malade était sous l'empire de chloroforme, et le résultat donna un diamètre d'environ 3 pouces 3 huitièmes. Mais cette mensuration ne peut être qu'approximative. L'enfant, du sexe féminin, naquit dans un état de grande faiblesse; mais il prit des forces grâce à l'usage prolongé des fortifiants. La partie postérieure de l'os pariétal gauche présentait une dépression que je considère comme produite par le sacrum avant qu'on eût recours à la version, la tête s'étant présentée en première position.

Cette femme a été accouchée une troisième fois par la version (n° 15); la mère et l'enfant ont été sauvés.

OBSERVATION IV.

Bassin légèrement rétréci, version pelvienne; succès.

Cette femme (n° 17 du tableau III) en est à sa septième grossesse. Elle a déjà eu trois garçons et trois filles. Chacun de ces accouchements a été très-laborieux : l'un fut terminé par moi au moyen du long forceps. Il fallut de grands efforts, et bien que le cœur du fœtus battît lors de l'emploi des fers, l'enfant vint au monde mort-né. Un autre garçon avait été également extrait mort-né au moyen des fers par mon prédécesseur le Dr Shekleton. Le troisième garçon fut expulsé vivant par les efforts naturels; mais, depuis le moment de la rupture des membranes jusqu'à la sortie de l'enfant, période de douze heures, les douleurs furent incessantes, violentes et de caractère expulsif.

Dans le cas qui nous occupe, les membranes furent rompues vers cinq heures du matin, puis les douleurs devinrent plus fréquentes et beaucoup plus fortes qu'auparavant. Le battement du cœur fœtal s'entendait en haut sur le côté droit

Pendant cinq heures cette forte action utérine continua, la tête restant stationnaire au détroit supérieur.

N'ayant aucun espoir de voir la tête descendre, et craignant une rupture de l'utérus, je soumis la malade à l'influence du chloroforme, puis, introduisant ma main gauche, je retournai l'enfant. La tête se présentait au détroit dans la seconde position. Je n'avais ramené qu'une seule jambe, et j'avais eu quelque difficulté à faire tourner l'enfant. Il me fut très-difficile de dégager les bras, et j'éprouvais une résistance encore plus grande pour la tête qui était assez fortement comprimée latéralement, et présentait une dépression sur l'os pariétal droit qui avait porté contre le sacrum. L'humérus du bras en rapport avec le sacrum reçut une fracture. C'est la seule fois qu'il me soit arrivé de briser l'humérus en dégageant le bras, bien que je reconnaisse avoir plusieurs fois fracturé la clavicule.

Les pulsations du cœur de l'enfant étaient à peine sensibles au moment de la naissance; mais il revint à lui très-promptement.

La femme se rétablit très-bien.

OBSERVATION V.

Bassin rétréci de 0m,095, présentation du tronc, version pelvienne opérée dans des mauvaises conditions; mort de l'enfant.

D....., 29 ans, giletière, mal réglée, ayant déjà eu un garçon à terme, le 10 juillet 1856, à l'hôpital de la Maternité de Paris, qui a vécu 10 mois, ressentit les premières douleurs le 28 décembre 1857, à quatre heures du soir.

Elle fut d'abord assistée par une sage-femme qui ne reconnut la présentation qu'environ une heure après avoir pratiqué la rupture des membranes (le 30 décembre, à deux heures du matin, après trente-quatre heures de travail). La sage-femme fit appeler un médecin qui, après avoir examiné la malade, s'est contenté de lui ordonner des paquets d'une poudre qui n'était probablement que de l'ergot de seigle. En effet la malade déclara qu'après avoir pris deux de ces paquets, elle a éprouvé pendant deux à trois heures des douleurs plus fortes et plus fréquentes. Le même médecin, après avoir quitté la malade entre cinq et six heures du matin, est retourné auprès d'elle, à neuf heures du matin, et cette fois il s'est borné à l'examiner de nouveau, et, au dire de la malade, il aurait ajouté qu'il fallait attendre. Ce n'est que vers trois heures de l'après-midi qu'on appela un second médecin. Celui-ci, après avoir examiné la malade, a immédiatement fait une tentative de version. N'ayant pas réussi, il l'engagea à se rendre à la Clinique.

A son arrivée à l'hôpital, la malade présentait une rétraction considérable de l'utérus ; néanmoins l'enfant, dont le bras droit était engagé dans le vagin, vivait encore. Il avait des battements de cœur assez lents, mais réguliers. M. Dubois, ayant constaté cet état de choses, se disposa aussitôt à pratiquer la version. Après avoir fixé le bras à l'aide d'un lacs, il amena à l'aide de la main droite le membre abdominal droit, puis le gauche, et ensuite le tronc fut dégagé. Jusque-là l'opération, malgré la rétraction considérable de l'organe et surtout de son orifice, n'avait pas présenté des difficultés bien sérieuses; mais, quand on arriva au dégagement de la tête, on rencontra des difficultés assez considérables dues non-seulement à la rétraction de l'orifice de l'utérus, mais encore à une projection de l'angle sacro-vertébral, par suite de laquelle le diamètre antéro-postérieur du détroit supérieur n'avait que 95 millimètres, bien que la malade prétendît être accouchée très-facilement d'un premier enfant assez volumineux qui a vécu pendant dix mois.

La terminaison eut lieu le 30 décembre, à cinq heures et demie du soir. L'enfant vint au monde mort-né, pesant 2,900 grammes.

Le chloroforme avait été employé pendant toute la durée de l'opération. Cet agent n'a pas exercé d'influence sur l'état de rétraction de l'utérus, mais il a épargné à la malade à peu près complétement les douleurs.

La femme sortit de l'hôpital en bonne santé, le 14 janvier 1858.

OBSERVATION VI.

Bassin rétréci de 0,^{m}05, *présentation du tronc, version pelvienne ; succès.*

G....., primipare, 35 ans, domestique, de bonne constitution, au terme de sa grossesse.

Cette femme a ressenti les premières douleurs le 26 juillet 1859, à quatre heures du soir; et la rupture des membranes a eu lieu le 28, à une heure du matin. A son arrivée à l'hôpital (vers midi), M. Dubois constata une présentation du tronc (céphalo-iliaque gauche), l'orifice étant complétement dilaté. Il pratiqua immédiatement la version pelvienne, qui n'offrit aucune difficulté sérieuse, et amena un enfant du sexe féminin, faible, et portant le poids de 2,000 grammes.

La femme eut des suites de couches excellentes et sortit, le 13 août, de l'hôpital avec son enfant en bonne santé.

OBSERVATION VII.

Bassin rétréci de 0^m,080, *présentation du tronc, version spontanée à terme; mort de l'enfant.*

E....., 20 ans, couturière, de bonne constitution, enceinte pour la deuxième fois.

Cette femme accoucha pour la première fois, à la Clinique, le 25 juillet 1858. A cette époque, plusieurs applications de forceps étant demeurées sans résultat, l'accouchement ne put être terminé que par la céphalotripsie.

Cette fois-ci le travail commença tout à coup, le 4 août 1859, vers quatre heures de l'après-midi.

A sept heures du soir, la sage-femme qui l'assistait, ne pouvant reconnaître la présentation, rompit les membranes et découvrit alors une présentation de l'épaule. Elle envoya aussitôt chercher un médecin qui, apprenant dans quelles circonstances avait eu lieu son premier accouchement, conseilla de la porter de nouveau à la Clinique. Elle y arriva le même jour, à onze heures du soir.

A la Clinique, quand on connut ses antécédents, quand on reconnut une présentation de l'épaule chez cette femme dont le détroit supérieur est si déformé qu'il a fallu, l'année d'avant, après soixante-sept heures de travail, briser la tête de son enfant à terme, qui pesait près de 3,000 grammes, et se présentait par le sommet, le pronostic relatif à ce cas fut considéré comme très-défavorable.

On envoya donc chercher M. Dubois; mais, comme il ne put venir, ce fut M. Taurin, alors chef de clinique, qui vint à sa place. Il constata une présentation de l'épaule droite avec procidence du cordon, et, après avoir examiné la femme, jugea convenable d'ajourner toute opération jusqu'au matin.

Depuis la rupture des membranes, les douleurs étaient devenues très-faibles et continuèrent de l'être le 5 jusqu'à six heures et demie du matin. A ce moment, les contractions devinrent extrêmement énergiques.

Peu de temps après mon arrivée dans la salle d'accouchements (à sept heures du matin), j'examinai la femme et je constatai qu'un changement s'était effectué dans la présentation. En effet, la fesse gauche parut bientôt à la vulve, en même temps que les douleurs devenaient si intenses que la femme poussait des cris d'une violence insolite. Le siége et les extrémités inférieures se dégagèrent alors, mais, nonobstant la persistance de contractions énergiques, les choses restèrent dans cet état pendant une demi-heure. L'absence de pulsations dans le cordon qui faisait procidence m'avait déjà donné la certitude que l'enfant était mort.

Voyant que le travail paraissait n'avoir aucune chance de progrès, et apprenant qu'à neuf heures on allait s'occuper d'accoucher la femme artificiellement, je me disposais à la quitter pour le moment, désespérant d'assister à une terminaison naturelle; mais en réfléchissant davantage au phénomène extraordinaire dont j'avais été témoin, savoir: une présentation primitive de l'épaule convertie, sans moyen artificiel, en une présentation du siége d'un enfant à terme dans un bassin vicié, je me résolus, quoique sans grand espoir de réussite, à voir si, en profitant des fortes contractions, on ne pouvait pas aider la nature, qui avait déjà tant fait.

Dans ce but, j'introduisis la main et je trouvai que les épaules avaient traversé le détroit supérieur et que les bras étaient fléchis sur la poitrine. J'atteignis la tête, non sans quelque difficulté, et reconnus qu'elle était au-dessus du bord du détroit supérieur. Introduisant l'index dans la bouche de l'enfant (la face étant tournée à gauche), je profitai de la coïncidence de contractions énergiques pour exercer de vigoureuses tractions sur le menton, et j'eus la satisfaction de sentir que la tête descendait. Alors, non sans peine, je dégageai les épaules, et, environ dix minutes après, la femme était accouchée, à ma grande surprise aussi bien qu'à l'étonnement de tous ceux qu'avait attirés l'attente d'une opération difficile et semblable à celle que la patiente avait subie l'année d'avant.

Le poids de l'enfant était de 2,700 grammes. Les principaux diamètres ont donné les mesures suivantes :

Diamètre	occipito-frontal.	0 115
	occipito-mentonnier.	0 135
	bipariétal.	0 09

Nul accident ne se manifesta, sauf un léger embarras gastrique qui n'empêcha pas la femme de quitter l'hôpital, en parfaite santé, au bout de neuf jours.

OBSERVATION VIII.

Bassin rétréci de 0m,075, accouchement avant terme par rupture prématurée (accidentelle) des membranes ; rétractation considérable de l'utérus ; présentation du tronc ; version pelvienne ; détroncation ; céphalotripsie. Guérison de la mère.

V....., âgée de 24 ans, primipare, enceinte de sept mois et demi, entre à l'hôpital de la Clinique le 5 juillet 1858, perdant les eaux par suite d'une rupture prématurée des membranes, survenue sans aucune cause appréciable. A partir de ce moment, elle a commencé à éprouver quelques douleurs très-faibles et séparées par de longs intervalles. Ce n'est que le 7 juillet, vers onze heures du soir, que les douleurs ont commencé à présenter une certaine énergie et à se reproduire avec une certaine fréquence.

A la visite du matin, 8 juillet, on l'a examinée à son lit et on constata une présentation de l'épaule gauche (deuxième position), le bras étant dans le vagin. La malade ayant été transportée aussitôt à la salle d'accouchements, y fut soumise à l'examen de M. Dubois, qui alors constata l'existence d'un rétrécissement considérable du détroit supérieur. M. Dubois se décida à opérer la version pelvienne. Il ne se dissimula pas les grandes difficultés que présentait cette opération, pratiquée dans des conditions si fâcheuses. Cependant, comme l'enfant n'était pas encore arrivé au terme de la vie intra-utérine, il ne désespéra pas complétement du succès de cette opération, à laquelle il fut procédé immédiatement. Déjà le premier temps présenta des difficultés extrêmes, à cause de la rétraction considérable de la matrice. Néanmoins, après plusieurs tentatives laborieuses, on parvint à amener d'abord le pied droit, puis le pied gauche, et l'extraction du tronc fut faite. Mais alors, en voulant procéder à l'extraction de la tête, on rencontra des difficultés tout à fait insurmontables, dues surtout au rétrécissement considérable du bassin et aussi en partie à la résistance considérable du pourtour de l'orifice du col de l'utérus, fortement rétracté sur le cou de l'enfant.

On procéda alors à la détroncation du fœtus, sur la viabilité duquel il n'y avait plus lieu de compter. Puis M. Dubois fit deux applications successives du céphalotribe et parvint ainsi à extraire la tête. La céphalotripsie elle-même fut rendue très-difficile par suite de la résistance très-grande de l'orifice du col de l'utérus.

Pendant toute la durée de ces opérations longues et difficiles, la malade fut maintenue dans un état d'anesthésie à peu près complet par des inhalations de chloroforme.

Elle sortit de l'hôpital treize jours après l'accouchement.

OBSERVATION IX.

Bassin rétréci de $0^{m},060$*; présentation du sommet; version pelvienne faite* (in extremis) *après la céphalotripsie.*

Le 16 août 1859, dans la matinée, entre dans la salle d'accouchements la nommée F.... C'est une femme âgée de 19 ans, de bonne constitution; elle est enceinte pour la première fois et au terme de sa grossesse. Le travail est commencé depuis la veille, 15 août, à dix heures du soir, mais elle n'éprouve que de légères douleurs séparées par de longs intervalles.

Frappé de sa petite stature, on l'examina immédiatement, et l'on trouva un bassin très-rétréci dans son diamètre antéro-postérieur (diamètre sacro-sous-pubien, 0,060). En l'interrogeant, on apprit qu'elle n'avait commencé à marcher qu'à 7 ans. Ses membres sont incurvés, aussi bien que son rachis.

A sept heures et demie du matin, l'orifice utérin était de la largeur d'une pièce de 5 francs, et à huit heures quarante-cinq minutes sa dilatation était complète. A cette heure, M. Dubois vint et rompit les membranes.

A quatre heures du soir, le travail n'avançant pas, la crâniotomie fut pratiquée par M. Taurin, qui, aussitôt après, appliqua le céphalotribe et brisa la tête. Celle-ci pourtant ne s'engagea point, malgré les tractions qui furent exercées. On appliqua l'instrument deux fois. La seconde fois, une partie de la tête parut s'être engagée. La femme fut alors laissée seule jusqu'à cinq heures et demie du soir, heure à laquelle M. Taurin appliqua de nouveau le céphalotribe, mais sans pouvoir réussir à bien saisir la tête. M. Dubois arriva sur ces entrefaites et eut beaucoup de peine à introduire la branche du céphalotribe, à cause des anfractuosités formées par les os du crâne broyés. Après deux tentatives infructueuses, il ajourna toute opération jusqu'à huit heures. A huit heures, les choses étaient *in statu quo*, la femme ayant eu peu de douleurs dans l'intervalle. Trois pilules d'extrait thébaïque lui furent données comme calmant, et on la laissa tranquille jusqu'au matin.

Le 17, à sept heures du matin, la patiente était exactement dans le même état quant au travail. La peau était chaude et sèche, le pouls à 120. A neuf heures, M. Dubois, ayant vainement essayé de nouveau l'usage du céphalotribe, engagea M. Taurin à faire la version. Celle-ci fut effectuée en repoussant avec les doigts les os broyés dans l'intérieur du crâne, le cuir chevelu les recouvrant complétement. L'opérateur, passant alors la main au-dessus de la tête, réussit à saisir le pied gauche, qu'il amena au dehors avec quelque peine et auquel il attacha un lacs. Mais, en dépit de ses efforts répétés, il ne put amener de même l'autre jambe. Le céphalotribe fut alors appliqué sur le bassin, sur l'invitation de M. Dubois, mais toute tentative pour extraire l'enfant demeura infructueuse. Beaucoup de sang s'échappa alors par la vulve, et bientôt après la femme devint très-pâle. Elle était restée une demi-heure dans un état complet de chloroformisation, et M. Dubois, prenant en considération le caractère du facies, fit suspendre toute opération. On jeta de l'eau sur la face de la patiente, et un courant d'air froid fut dirigé sur elle; du vin lui fut donné, et, en dix minutes, elle eut repris ses sens.

Il était alors neuf heures et demie du matin. A dix heures et demie, un violent frisson survint, qui dura vingt minutes. A onze heures, elle vomit en abondance une matière noire. Depuis ce moment, elle resta plongée dans un état d'épuisement, de fortes contractions utérines venant par intervalles.

A midi, M. Dubois vint voir la patiente, et, après quelques minutes, conseilla à M. Taurin de faire des tractions sur la jambe qui pendait hors de la vulve, toutes les fois que les contractions surviendraient. M. Taurin fit des tractions deux ou trois fois, jusqu'à une heure et demie du soir, et parvint avec le crochet à amener ou plutôt à disjoindre l'autre cuisse.

Quelques minutes après, il parvint à extraire la totalité du fœtus. Au même instant, la malheureuse femme succomba.

Autopsie le 18. Vagin déchiré, utérus non complétement rompu, mais présentant sur sa paroi un enfoncement en forme de doigt de gant, pénétrant presque de part en part le tissu de l'organe. La dimension de cette lésion répond en largeur à la branche du céphalotribe.

Le bassin est encore plus déformé qu'on ne le supposait, son diamètre antéro-postérieur n'excédant pas 6 centimètres, et son côté gauche étant plus étroit.

L'enfant pesait 2,700 grammes sans cerveau. Il paraissait très-gros, sans doute à cause de l'infiltration.

OBSERVATION X.

Bassin rétréci de 0m,060, *présentation du sommet; crâniotomie, céphalotripsie; mort de la mère.*

D....., âgée de 29 ans, de constitution médiocre, entra à l'hôpital de la Clinique le 31 mars 1857, vers dix heures du matin, enceinte pour la seconde fois et au terme de sa grossesse. Elle a déjà fait une fausse couche de deux mois.

Cette femme arriva en travail sans qu'aucune tentative d'accouchement laborieux eût été faite; l'appréciation des dimensions du bassin avait fait penser que l'expulsion de l'enfant aurait besoin d'être aidée. L'enfant était mort par suite sans doute de la durée du travail. Les premières douleurs avaient commencé le 29 vers une heure du matin, et la rupture spontanée des membranes avait eu lieu le 30 à midi.

L'indication était claire et précise. M. Dubois fit pratiquer une perforation du crâne de l'enfant, et, après l'évacuation de la masse cérébrale, on abandonna l'engagement de la tête aux efforts naturels.

Cet engagement ne se fit pas, et à trois heures du soir, ce même jour, M. Dubois voulut terminer l'accouchement avec le céphalotribe; malgré tous ses efforts, il ne put arriver à saisir la tête pour en faire l'écrasement. Placée tout à fait au-dessus du détroit supérieur, elle roulait sous la pression du forceps, et s'échappait d'entre les mors de l'instrument. Il fallut donc attendre encore que les contractions la rendissent plus saisissable. A huit heures du soir une nouvelle tentative eut lieu avec aussi peu de succès que la première, et pour le même motif. On jugea convenable d'attendre.

Le lendemain, 1er avril, la tête se trouvait plus engagée; l'instrument put la saisir, et à neuf heures du matin M. Dubois termina l'accouchement avec encore beaucoup de difficulté, mais cette fois la difficulté tenait à la gêne causée par l'étroitesse du bassin. L'enfant fut extrait au milieu d'un dégagement de gaz et de liquide sanguinolent, dont la fétidité était telle que plusieurs des assistants en furent incommodés.

Quand tout fut accompli, la malade fut apportée dans un lit fraîchement fait, mais une tympanite intense ne tarda pas à lui faire éprouver des douleurs abdominales très-vives, et elle succomba vers six heures du soir ce même jour.

L'autopsie fit voir qu'une rupture du vagin intéressant la partie latérale et postérieure droite du col utérin s'était produite pendant le travail, et avait dû provoquer la mort prompte de cette malade.

OBSERVATION XI.

Bassin rétréci de 0^m,055, *présentation du siége, détroncation, céphalotripsie; guérison de la mère.*

C....., âgée de 24 ans, d'une constitution faible, entra à l'hôpital de la Clinique le 17 février 1859, au terme de sa seconde grossesse.

Le premier accouchement a été terminé à la Clinique le 24 décembre 1857, par M. Dubois, à l'aide de la céphalotripsie, l'enfant était à terme.

Elle ressentit les premières douleurs le 17 février 1859, à quatre heures du matin. Les membranes se rompirent spontanément chez elle le même jour vers midi, et elle se mit immédiatement en route pour venir à la Clinique. Chemin faisant, le cordon ombilical glissa hors des parties génitales, et à l'arrivée à la salle des accouchements il offrait encore des pulsations évidentes. La partie que l'enfant présentait était fort élevée, et l'on pouvait avoir quelque hésitation pour en faire le diagnostic; mais, quelques instants plus tard, un pied franchit l'orifice utérin, et la présence de l'extrémité pelvienne ne fut plus douteuse.

L'étroitesse du détroit abdominal ne permettant pas d'espérer un accouchement spontané, ni même, avec un peu d'aide, la naissance d'un enfant vivant, M. Dubois attendit que les contractions utérines eussent poussé le tronc à travers la filière du bassin pour agir ensuite sur la tête. L'expulsion du tronc fut complète vers quatre heures et demie du soir, le même jour 17 février; mais, après le dégagement des épaules, la tête s'arrêta au détroit abdominal. Il fallut opérer la détroncation, et ensuite appliquer sur la tête restée dans l'utérus et au-dessus du détroit supérieur le céphalotribe qui en diminua le volume en l'écrasant. L'application de l'instrument fut difficile à cause de la mobilité de la tête et de l'étroitesse du bassin; mais une fois qu'elle fut bien prise et écrasée, elle fut entraînée sans trop de difficulté.

L'accouchement se termina à six heures trois quarts, le travail ayant duré quinze heures. L'enfant pesait 2,650 grammes sans cerveau.

Pendant tout le temps de l'opération, la malade fut soumise à des inhalations de chloroforme; mais on eut quelque peine à la rendre insensible, et l'ébriété ne fut pas de longue durée.

Elle sortit de l'hôpital, le 13 mars, complétement rétablie.

OBSERVATION XII.

Bassin rétréci de 0^{m},040, *présentation du sommet, crâniotomie et céphalotripsie; mort de la femme non accouchée.*

R....., âgée de 29 ans, primipare et à terme, entre à la salle d'accouchements de la Clinique le 4 avril 1859, à sept heures du matin. Cette femme était chétive et présentait une déformation manifeste du bassin. Le diamètre sacro-sous-pubien ne mesurait pas plus de 4 centimètres à 4 centimètres et demi.

La patiente était restée quatre jours en travail sous la surveillance d'une sage-femme et d'un médecin. Ce dernier, ayant vraisemblablement confondu (selon l'opinion de M. Dubois) le promontoire du sacrum avec la tête de l'enfant, avait prévenu la femme qu'il allait l'accoucher avec les instruments, et s'était livré à plusieurs applications de forceps; mais la sage-femme persuada à la patiente de se faire porter à l'hôpital.

L'enfant étant mort, M. Dubois entreprit, à neuf heures et demie, de pratiquer la céphalotripsie. L'introduction du perforateur fut très-laborieuse, à cause de la saillie du promontoire et de la lèvre antérieure de l'orifice de l'utérus.

La perforation effectuée, M. Dubois appliqua le céphalotribe quatre fois sans succès. A la quatrième fois, des douleurs qui s'étaient déclarées déterminèrent l'opérateur à suspendre toute tentative, afin de voir jusqu'où elles pourraient faire descendre la tête.

A quatre heures du soir, les choses n'ayant fait aucun progrès, tout fut préparé pour faire l'opération césarienne. Mais ici cette opération n'offrait plus son avantage habituel, puisque l'enfant était mort. Aussi M. Dubois se détermina-t-il à essayer encore du céphalotribe.

Il appliqua donc de nouveau cet instrument trois fois, mais sans pouvoir réussir à amener la tête.

Alors on délibéra sur le parti à prendre. M. Dubois se décida à l'expectation, alléguant que, si on faisait maintenant l'opération césarienne, la patiente succomberait probablement entre les mains des opérateurs.

La patiente fut donc reportée à son lit, à cinq heures de l'après-midi, sans qu'on lui fît rien de plus que de lui administrer des narcotiques, et elle succomba vers six heures du soir.

Autopsie. Bien que la plus grande partie de la tête fœtale eût été complétement broyée, une portion de la base du crâne était restée intacte, trop large pour être reçue dans le détroit et pour le traverser. Le diamètre de ce détroit, qu'on put alors mesurer avec précision, n'avait pas plus de 4 centimètres : le diagnostic établi pendant la vie avec l'exploration digitale se trouva donc confirmé.

DU CRANIOCLAST (1).

Le *cranioclast* (κρανιον, *crâne*, κλαω, *je brise*) est le nom que M. Simpson donne à son nouvel instrument céphalotriptique. Sa longueur est 13 pouces anglais, 5 pouces et demi de la pointe à la vis de l'articulation ; la plus grande largeur de la branche extérieure est d'un pouce. Quant à la branche intérieure, elle est un peu plus étroite. La partie externe de la longueur de la portion fenêtrée de la branche extérieure est d'environ 3 pouces.

Cet instrument est une espèce de forceps avec une articulation à vis, mobile, qui ressemble à l'articulation du forceps de Brünningen. Ce genre d'articulation permet d'introduire à volonté

(1) Cette description est la traduction littérale d'articles de M. Simpson, d'Édimbourg, publiés dans le *Medical Times*, 1860, t. I.

l'instrument, soit vissé comme une paire de ciseaux, ce qui est sa forme habituelle, soit chaque branche séparément comme le forceps ordinaire. En d'autres mots, la disposition de cet instrument est telle que l'on peut, soit en employer les branches sans qu'elles soient fixées ensemble (et cependant lorsque l'instrument est fermé et que l'on sen sert, on le tient avec autant de sûreté et de fermeté que s'il était vissé comme une paire de ciseaux), soit s'en servir dès le début comme d'un forceps à articulation fixe où les deux branches sont introduites simultanément.

Cet instrument est modifié de manière à remplir un double but:

1° Briser les os très-facilement,

2° Les saisir très-solidement.

La branche intérieure ou la plus petite est pleine, convexe, et dentelée sur le côté qui s'adapte dans la concavité de la grande branche fenêtrée. Elles sont toutes deux légèrement courbées afin de pouvoir s'adapter à la forme arrondie des os et de la voûte crânienne. La surface concave de la branche extérieure fenêtrée et la surface convexe de la branche intérieure pleine sont munies de dents s'emboîtant les unes dans les autres ; ce qui permet à l'instrument de saisir les tissus aussi parfaitement que possible sans la crainte de les lacérer.

Pour se servir de cet instrument on introduit d'abord la branche pleine très-profondément dans l'ouverture faite par le perforateur dans la voûte crânienne, ensuite on fait glisser la grande branche fenêtrée sur l'occipital en dehors du cuir chevelu, et puis lorsqu'elles ont été poussées aussi loin que possible sur l'occciput, on articule les branches. Alors, par un léger mouvement de torsion, d'abord sur un côté, puis sur l'autre, l'os est de suite brisé aisément, ou luxé en arrière du grand tronc. Quelquefois cette opération suffit. D'autres fois il est nécessaire de faire glisser les branches de l'instrument par dessus les pariétaux pour arriver à détacher et broyer les temporaux ; ou bien encore il est utile de briser les os frontaux depuis leurs bases ou de rompre leurs attaches au sphénoïde. La possibilité d'une telle séparation des os de la base du crâne est bien démontrée par une pièce que possède M. Simpson; la tête d'un fœtus extrait par le moyen de la *crânioclasie*. Dans ce cas, l'écrasement de la tête ne nécessita que trois ou quatre minutes et le résultat de cette rapide opération offre un contraste remarquable avec le vieux procédé.....

La fraction et le broiement sont produits par le rapprochement des branches du forceps ou cranioclast et principalement par le mouvement semi-latéral consécutif imprimé à l'instrument dès qu'on a saisi solidement le crâne.

En faisant cette opération il y a deux points principaux auxquels il faut faire attention: 1° En saisissant une pointe quelconque des côtés ou parois du crâne avec le cranioclast, on doit toujours engager l'instrument aussi profondément que possible, vers la base du crâne, de manière à rendre la fracture et le broiement consécutif aussi complets que possible. 2° Après avoir rapproché d'une main ferme les branches de l'instrument, de manière à saisir la portion du crâne choisie, on doit donner à l'instrument un léger mouvement de torsion ou de latéralité d'abord sur un côté, puis sur l'autre, de manière à fracturer et détacher les parties des parois crâniennes qui ont été prises. Les fractures et les fissures que l'on obtient avec facilité par cette opération se transmettent à la base solide du crâne.

Il ne faut pas oublier que l'effet habituel de la première prise du cranioclast, c'est qu'en opérant sur la région occipitale de la tête de l'enfant, on fait éclater l'os une ou deux lignes en arrière du grand trou, et qu'on le luxe dans la direction de la suture lambdoïdale de chaque côté.

On doit faire remarquer que, contrairement aux effets de la crâniotomie, il n'est pas nécessaire, lorsqu'on emploie l'opération de la crânioclasie, d'extraire l'une après l'autre des portions d'os pointus par le vagin, lesquels peuvent le déchirer.

Le cuir chevelu de l'enfant reste intact sous l'action du cranioclast, et protége parfaitement les parties maternelles des lésions qui pourraient être produites par les bords inégaux et pointus des os.

Extraction de l'enfant. — L'extraction artificielle de l'enfant n'est pas nécessaire dans tous les cas de crânioclasie, comme elle n'est pas nécessaire dans tous les cas de crâniotomie. La nature peut par elle-même expulser, par les contractions utérines normales, la tête diminuée du fœtus à travers le canal maternel utérin.

Si on se sert du cranioclast pour fracturer et fissurer les os crâniens, on peut effectuer l'extraction de la tête avec le même instrument, et même, dans quelques cas, sans changer la position qu'il occupe sur l'os occipital sur lequel le plus souvent on applique d'abord l'instrument.

Le cranioclast est par lui-même le crochet le plus efficace dont on puisse se servir.

Dans les expériences faites par M. Simpson, il ne lui est jamais arrivé que l'instrument lui échappe, la tête étant saisie convenablement, et l'état d'écrasement des parois du crâne ne les empêche pas d'offrir un appui suffisant pour la saisir et tirer.

Comparaison avec le céphalotribe. — Le cranioclast peut être employé dans des espaces beaucoup plus restreints que le céphalotribe, et à l'inverse de ce dernier, son introduction n'est pas limitée au diamètre transversal du bassin. Quand on réduit la tête avec le cranioclast, on est obligé, comme avec le céphalotribe, de faire des parties qui constituent le plus court diamètre, c'est-à-dire le sacro-pubien, un point d'appui au moyen duquel on brise la tête par voie indirecte et non sans danger. Et, en opérant l'extraction par le moyen de la crânioclasie, il n'y a pas la même nécessité de soumettre ces parties à une aussi forte compression que celle qui a lieu quand on opère avec le céphalotribe.

Comparaison avec la crâniotomie. — La crânioclasie est beaucoup plus simple et plus rapide. Elle n'expose pas les tissus maternels au danger d'être lésés par l'extraction des morceaux d'os crâniens brisés, ainsi que cela a lieu lorsque l'on emploie le procédé de crâniotomie. Elle diminue le volume de la tête du fœtus beaucoup plus efficacement que par la crâniotomie. Par la crâniotomie, on ne peut pas fracturer et diminuer la base du crâne, tandis qu'on le peut par la crânioclasie.....

Dans un bassin de petit diamètre, ajoute M. Simpson, la difficulté d'introduire les branches larges et épaisses du céphalotribe, doit être très-grande, et quand enfin elles sont convenablement placées, leur rapprochement au moyen des vis aura pour effet de comprimer la tête de l'enfant latéralement dans la direction transversale, là où la diminution est la moins nécessaire, et par conséquent de le distendre et de l'élargir dans le diamètre antéro-postérieur, qui, de tous les diamètres, est celui qui est ordinairement le plus rétréci, et où un tel élargissement et une telle compression sont moins exempts de danger.

Dans les expériences faites par M. Simpson avec le céphalotribe, sur un fœtus mort, et dans un bassin rétréci dépourvu de parties molles, il a vu la tête, aplatie par le céphalotribe, se projeter dans le diamètre sacro-pubien, rétréci au-dessus des symphyses du pubis à un tel degré, que son extraction fut presque impossible.

C'est cette compression qui a fait les extrémités fracturées d'os traverser le cuir chevelu, et blesser les parties molles de la mère. Mais il arrive plus souvent que l'instrument glisse, quand, après avoir brisé la tête, on s'en sert comme d'un *tractor* pour tirer cette tête écrasée à travers le détroit rétréci.

PARIS. — A. PARENT, Imprimeur de la Faculté de Médecine, rue Monsieur-le-Prince, 31.